Karpaltunnelsyndrom

Prim. Univ.-Doz. Dr. Udo Zifko
Univ.-Doz. Dr. Artur Worseg
Univ.-Prof. Dr. Veronika Fialka-Moser

Karpaltunnel-syndrom

Weltbild

Widmung

Gewidmet allen Patienten,
die jetzt und in Zukunft unserer Hilfe bedürfen!

Inhalt

Vorwort

Das Karpaltunnelsyndrom ist das häufigste Nervenengpass-Syndrom des Menschen und tritt bei etwa 0,1 – 5 % der Bevölkerung auf.

Trotz dieser Häufigkeit der Erkrankung ist es vergleichsweise wenig bekannt. Von den Autoren wurden viele hundert Patienten mit dieser Erkrankung untersucht, behandelt und betreut. Die meisten Patienten waren bei der Mitteilung der Diagnose Karpaltunnelsyndrom sehr überrascht und meist kam es zu zwei Aussagen:
»Was ist das?« und »Ich habe immer geglaubt, die Beschwerden kommen von meiner Halswirbelsäule!«

Diese beiden häufigen Äußerungen veranlassten uns, dieses Buch zu schreiben. Wir möchten dabei neben der Beschreibung der Krankheitssymptome und der Vorstellung der unterschiedlichen Behandlungsmethoden auch die verschiedenen notwendigen Untersuchungen vorstellen sowie andere Erkrankungen der Hand beschreiben. Dadurch sollen Sie einerseits erfahren, welche Störungen im Körper Ihre Beschwerden verursachen, und andererseits die Empfehlungen Ihrer behandelnden Ärzte besser verstehen.

Wie immer bestehen in der Medizin oft unterschiedliche Behandlungsmöglichkeiten und unterschiedliche Erfahrungen der behandelnden Ärzte mit der einen oder anderen Methode. Daher werden alle anerkannten Behandlungsmöglichkeiten des Karpaltunnelsyndroms beschrieben.

Dieses Buch soll Ihr theoretisches Wissen über die Krankheit erweitern und zeigt zusätzlich aber auch wertvolle Übungen zur Selbstbehandlung.

Die Geschichte des Karpaltunnelsyndroms

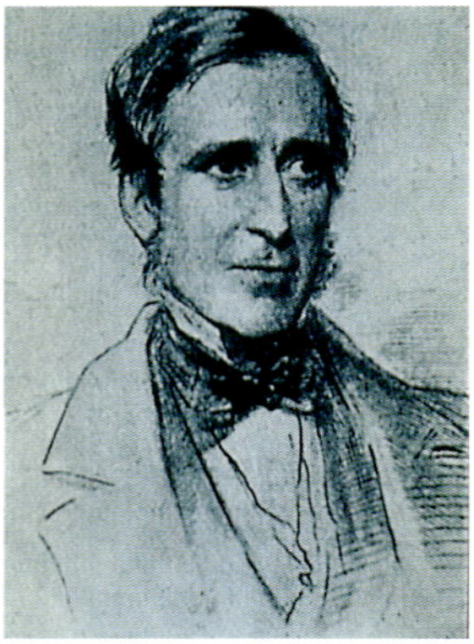

Das Karpaltunnelsyndrom wurde erstmalig vor ca. 150 Jahren vom Londoner Chirurgieprofessor Paget beschrieben.

Dieser berichtete von einem Mann, um dessen Handgelenk sich ein Seil geschlungen hatte, was in der Folge zu einer Schädigung des Handnervs (Nervus medianus) im Karpalkanal führte. Auf Grund der anhaltenden Beschwerden und der fehlenden Therapiemöglichkeiten musste damals der Arm dieses Mannes amputiert werden.

Erst 1913 wurde die erste erfolgreiche Operation des Karpaltunnelsyndroms beschrieben, die dann in den 50er-Jahren eine der häufigsten Handoperationen überhaupt wurde (Karpaltunnelspaltung).

Ende der 80er-Jahre wurde eine neue Technik der Karpaltunnelspaltung entwickelt (Schlüssellochchirurgie, endoskopische Karpaltunnelspaltung), die nun zunehmend Verbreitung findet. Der Vorteil dieser neuen operativen Behandlung des Karpaltunnelsyndroms liegt darin, dass die Hand nach dem operativen Eingriff innerhalb kürzester Zeit wieder voll eingesetzt werden kann.

Anatomie der Hand

Einleitung

Die menschliche Hand ist in ihrer Form und Funktion weit mehr als nur eine »Greifvorrichtung«. Sie stellt ein äußerst hoch entwickeltes und anpassungsfähiges Werkzeug dar, mit dem der Mensch für sich sorgen und seine Umwelt behandeln kann.

Sie ist nicht nur ein sehr sensibles Tastorgan, das Blinden sogar teilweise das Augenlicht ersetzt, sie kann durch ihre Gebärden und Gesten auch ein wertvolles Gestaltungsmittel zwischenmenschlicher Kommunikation sein. Durch Schrift, Musik und gestaltende Kunst wird sie Ausdrucksmittel menschlichen Geistes und menschlicher Emotionen.

Das alles ist durch eine äußerst feine und komplexe Hirnsteuerung möglich, welche vielfältige Bewegungskombinationen ermöglicht. Diese Gehirnimpulse werden über das Rückenmark zu den Nerven und danach zu sämtlichen Muskelfasern weitergeleitet.
Jede Form der Schädigung der Hand (Verletzung, Nerveneinklemmung etc.) oder ihrer Steuerzentrale (Hirnschlag etc.) stellt daher eine weit über den reinen Funktionsverlust hinausreichende individuelle Beeinträchtigung dar.

Der Hautmantel

Die Kenntnis um den Aufbau und die Funktion der Haut der Hand ist speziell bei der Planung und der Auswahl operativer Verfahren wichtig. Im Vergleich zu anderen Körperregionen ist die Haut der Hand nämlich besonders kompliziert aufgebaut.

Zu der reinen Schutzfunktion gegen äußere Einflüsse kommen die Aufgaben des Tastsinnes mit seinen unter-

schiedlichen Gefühlsqualitäten. Darüber hinaus muss die Haut besonders hohe Ansprüche bezüglich Elastizität und mechanischer Belastung erfüllen. Je nach Region ist die Haut der Hand von einer unterschiedlichen Anzahl von Nervenendigungen, Schweißdrüsen und Haarbälgen durchsetzt. Entsprechend der Beanspruchung der Hand bestehen große Unterschiede zwischen der beugeseitigen Haut, die hauptsächlich auf Druck beansprucht wird, und der gut verschieblichen Haut des Handrückens. So finden sich beugeseitig weder Haare noch Talgdrüsen – dafür aber reichlich Schweißdrüsen.
Unter der Haut der Handfläche findet sich so genanntes Baufett, um deren Strapazierfähigkeit zu erhöhen (Druckverteilung).

Am Handrücken findet sich hingegen kaum Fett, wodurch die Haut in der Regel dünn und verschieblich ist.

Bei Faustschluss treten in der Hohlhand bestimmte Falten auf (Handlinien, Lebenslinie, Kopflinie etc.).

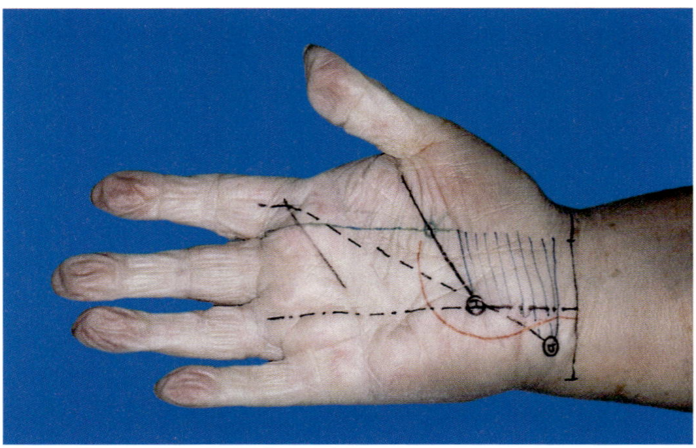

Anhand von Hautfalten in der Hohlhand kann der Chirurg die darunter liegenden Nerven und Gefäße genau lokalisieren. In manchen Fällen werden einige dieser Linien bei der endoskopischen Karpaltunnelspaltung auch aufgezeichnet.

Für den Chirurgen sind diese Handfurchen wichtige Hilfslinien für die Aufsuchung darunter liegender Strukturen wie Nerven und Blutgefäße.

Unter der Haut finden sich zahlreiche kleine Blutgefäße sowie Hautnerven. Wenn im Rahmen einer Operation oder Verletzung diese Hautnerven durchtrennt werden, können sie in die Narbe einwachsen und Schmerzen verursachen (Narbenneurome).

Übergang Unterarm – Hohlhand

Die Unterseite des Unterarms weist eine zarte, gut verschiebliche Felderhaut auf, unter der sich oberflächlich verlaufende Sehnen und Venen abzeichnen.

Am auffallendsten ist die vorspringende Sehne des »Palmarmuskels«, der bei gebeugtem Handgelenk und angespannten Fingern meist deutlich vorspringt. Diese Sehne verbreitert sich in der Hohlhand und bildet eine

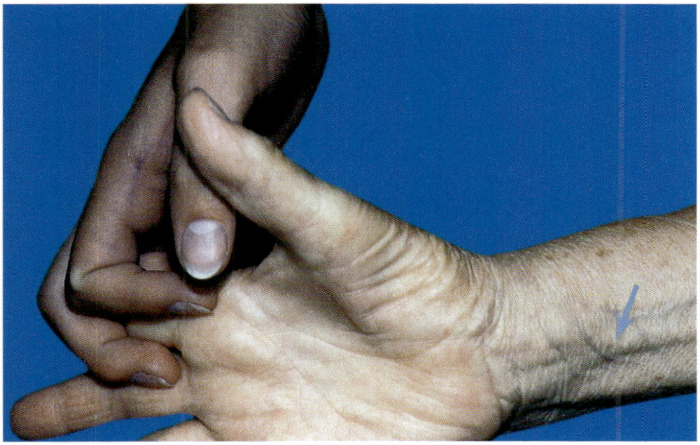

Bei angespannten Fingern tritt am Übergang vom Unterarm in die Hand deutlich die Palmarsehne hervor. Knapp unter der Sehne verläuft der Handnerv im Bereich des Unterarms. Beachten Sie die deutliche Verschmächtigung der Daumenballenmuskulatur, die auf ein fortgeschrittenes Karpaltunnelsyndrom hinweist.

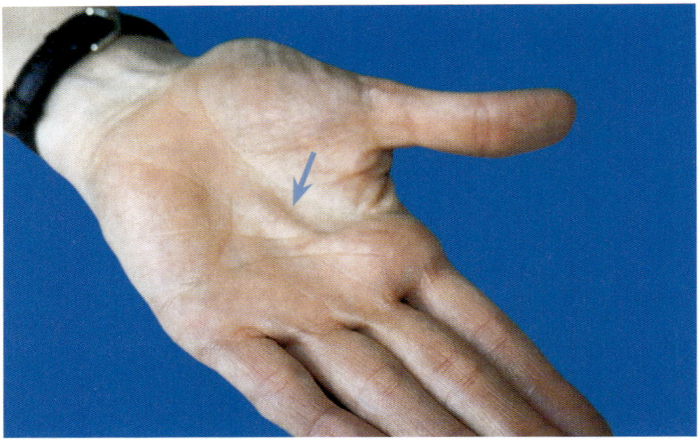

Eine Verdickung der Faserplatte zwischen Haut und Sehnenscheiden ist deutlich zu tasten. Sie kann im fortgeschrittenen Stadium zu einer Einziehung der Finger führen. Das Bild zeigt eine Dupuytren'sche Kontraktur in der Frühphase.

bindegewebige, straffe Faserplatte zwischen dem Hautmantel und den Sehnenscheiden, Nerven und Gefäßen (Palmaraponeurose).

Diese Palmaraponeurose unterstützt die Wölbung der Hand, dient der Sicherung beim Greifen von Gegenständen und bindet die Haut an die Unterlage.

Diese Platte kann sich verdicken und zu einem Einziehen der Finger führen (Dupuytren'sche Kontraktur, siehe Seite 38).

Der Karpalkanal (Karpaltunnel)

Der Karpalkanal stellt die Verbindung zwischen Unterarm und Hohlhand dar und beheimatet in gebündelter Form sämtliche Sehnen der Fingerbeuger sowie den Handnerv, der die Daumen- und Handmuskeln sowie die Haut des Daumens, des Zeigefingers, des Mittelfingers und einen Teil des Ringfingers versorgt.

Dieser Nerv wird als »Nervus medianus« bezeichnet.

Die besondere Bedeutung des Karpalkanals liegt darin, dass es durch raumfordernde Prozesse wie etwa Schwellungen, vorspringende Muskelbäuche oder aber auch Tumore (siehe Seite 29 ff.) zu einem Missverhältnis zwischen der Aufnahmefähigkeit des Kanals und seinem Inhalt kommen kann. Der Grund dafür liegt in dem Umstand, dass der Karpalkanal fast durchwegs von Knochen (Handwurzelknochen) begrenzt ist und sich daher nicht ausdehnen kann.

Im Bereich des Handballens wird der Karpalkanal von einem kräftigen, ca. 2 x 2 cm großen, unelastischen Band bedeckt (mehr oder weniger das Dach des Karpalkanals, Retinaculum flexorum) und der Karpalkanal wird zum Karpaltunnel (knapp 1 cm Höhe).

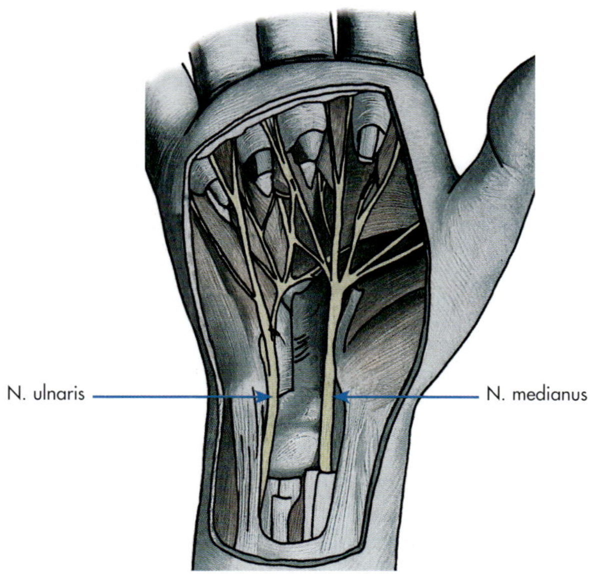

Der Karpalkanal stellt den Übergang zwischen Unterarm und Hohlhand dar und beheimatet neben den Beugesehnen den Handnerv. Im Bild sind die Beugesehnen durchtrennt und nur der Nervus medianus dargestellt.

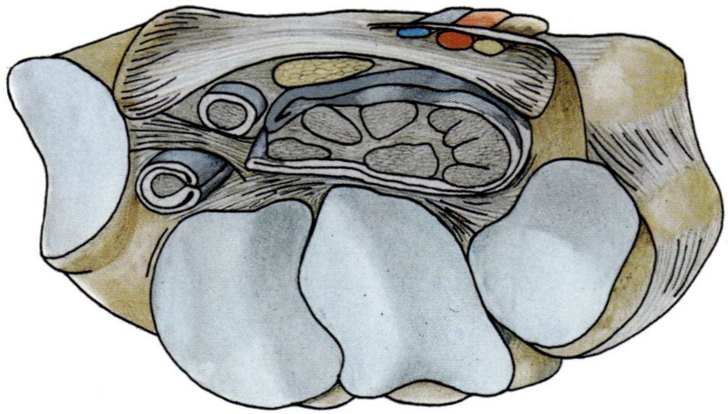

Die Beugesehnen sind von Sehnenscheiden umhüllt. Bei Überbeanspruchung kann es zu einer Schwellung und Entzündung der Sehnenscheiden kommen, wodurch der Karpalkanal eingeengt wird.

Bei Drucksteigerung im Karpaltunnel werden daher die Sehnen und der Nerv komprimiert, wodurch es zu einer Beeinträchtigung der Leitfähigkeit des Nervus medianus kommt (Karpaltunnelsyndrom).

Durch Spaltung des bindegewebigen Daches des Karpaltunnels wird der Nerv »befreit« und kann sich in der Regel wieder erholen.

Der Inhalt des Karpaltunnels besteht insgesamt aus neun Sehnen, die zur Beugung der Finger notwendig sind. Darüber hinaus findet sich eine eigene Sehne für die Daumenbeugung.
Sämtliche Sehnen liegen in den Sehnenscheiden, die bei Überbeanspruchung anschwellen (Sehnenscheidenentzündung, Sehnenscheidenreizung) und damit zu einer Einengung des

Der Karpaltunnel ist von Handwurzelknochen und einem dicken unelastischen Band begrenzt. In diesem 2 x 2 x 1 cm breiten Kanal laufen zahlreiche Sehnen und der Handnerv.

Jeder Druck in diesem Karpalkanal führt zu den charakteristischen Beschwerden des Karpaltunnelsyndroms.

Karpaltunnels führen können (siehe Seite 29 ff.).

Neben der Spaltung des Karpaltunnels müssen daher manchmal auch Teile des Sehnengleitgewebes entfernt werden, um die Beschwerden endgültig zu beseitigen (Tenosynovektomie).

Andererseits kann durch die konservativen Therapien die Schwellung des Sehnengleitgewebes zurückgehen und die Beschwerden verschwinden.

Nervus medianus

Der Nervus medianus verläuft zwischen den Sehnen der Fingerbeuger und ist im Karpaltunnel relativ abgeplattet. Er entspringt von den Nervenwurzeln der unteren Halswirbelsäule und oberen Brustwirbelsäule, zieht dann an der Innenseite des Oberarmes zur Ellenbeuge und zwischen den Muskelbäuchen des Unterarmes in die Hohlhand. Der Nervus medianus kann auf seinem Weg an mehreren Stellen eingeengt sein: in der Ellenbeuge (Pronatorsyndrom), am Unterarm (Interosseus-

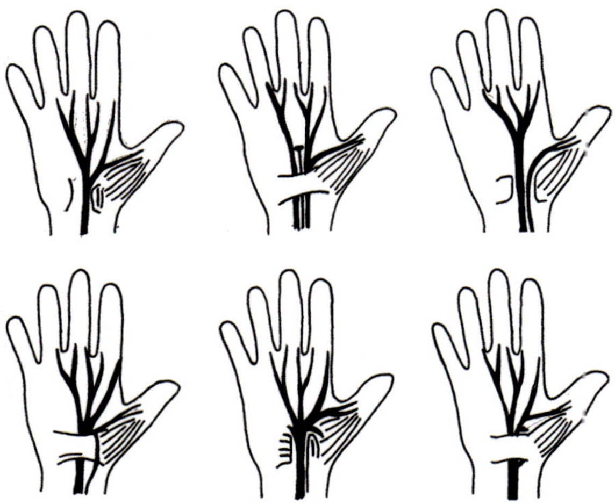

Der Handnerv kann in seinem Verlauf verschiedenste Variationen aufweisen. Daher sollen die Diagnose und Therapie des Karpaltunnelsyndroms nur von Fachleuten durchgeführt werden.

anterior--Syndrom) oder – meistens – im Karpaltunnel (Karpaltunnelsyndrom).

Der Nervus medianus ist ein so genannter »gemischter Nerv«, der Muskelbewegungen ermöglicht (Motorik), Gefühle und Temperaturempfindungen leitet (Sensibilität) und außerdem die Durchblutung sowie die Schweißsekretion steuert (Sensorik, Trophik). Bei einer Schädigung des Nervs im Karpaltunnel sind hauptsächlich sensible und sensorische Ausfälle die Folge. Motorisch ist die Daumenfunktion (Präzisionsgriff!) eingeschränkt.

Der Aufbau des Nervus medianus ist mit einem mehrpoligen Stromkabel vergleichbar. Neben der Umhüllung (Epineurium) finden sich einzelne Kabel (Faszikel), die wiederum zahlreiche Nervenfasern (vergleichbar den Litzen) umhüllen.

Kommt es zu einem Druck auf den Nerv, wird die Informationsweiterleitung beeinträchtigt, sodass es zu entsprechenden Ausfällen kommt.

Bei einer Durchtrennung des Nervs können in der Regel die einzelnen Nervenfasern nie mehr exakt aneinander gebracht werden, sodass meist eine Resteinschränkung zurückbleibt.

Bei der Karpaltunnelspaltung wird dem Nerv der Druck genommen, sodass er sich langsam (bis zu zwölf Monate) erholen kann. Wenn einzelne Nervenfasern extrem geschädigt sind, kann es aber auch ohne Durchtrennung vorkommen, dass Symptome zurückbleiben.

Ist der Nerv durch eine Narbe eingeengt, müssen die einzelnen Faszikel unter dem Mikroskop aus der Umhüllung gelöst werden (Neurolyse).

Ein anderer Nerv, der an der sensiblen Versorgung der Hand beteiligt ist, ist der Nervus ulnaris, der in einem eigenen Kanal ellenseitig des Karpalkanals in die Hohlhand zieht. Auch dieser Nerv kann z. B. nach Unfällen (Radfahrunfälle, Autounfälle etc.) eingeengt werden (Ulnaris-Syndrom, Loge de Gyon), wobei in dem Fall hauptsächlich der Kleinfinger und der Ringfinger betroffen sind.

Auch der Nervus radialis, der hauptsächlich den Handrücken versorgt, kann eingeengt sein (Wartenbergsyndrom).

Da die Anatomie der Nerven, Sehnen und Gefäße beim Menschen sehr unterschiedlich sein kann, muss grundsätzlich mit Variationen des »normalen« Verlaufs gerechnet werden.

Daher ist eine exakte neurologische Voruntersuchung und Abklärung unumgänglich, um ein adäquates Behandlungsregime zu planen.

Was ist das Karpaltunnelsyndrom?

Definition

Das Karpaltunnelsyndrom wird durch eine Einengung des Handnervs im Karpaltunnel verursacht und äußert sich je nach Schweregrad durch unterschiedliche Nervensymptome.

Diese umfassen Gefühlsstörungen, Schmerzen, Feinmotorikdefizite, in stärker ausgeprägten Fällen auch Lähmungen bestimmter Muskeln und einen zunehmenden Muskelschwund der betroffenen Muskelgruppe.

Somit ist das Karpaltunnelsyndrom durch eine Vielzahl verschiedener Beschwerden gekennzeichnet, die individuell in stark unterschiedlichem Maß auftreten können.

Die Vielzahl der Beschwerden ist auch dafür verantwortlich, dass das Karpaltunnelsyndrom häufig nicht erkannt und dementsprechend fehlbehandelt wird.

Das Karpaltunnelsyndrom tritt besonders häufig bei der Arbeitshand (somit in den meisten Fällen auf der rechten Seite) auf. Es sind aber auch beidseitige Beschwerden oder der Beginn der Erkrankung auf der Nichtarbeitshand möglich.

Die Einengung des Handnervs im Karpaltunnel führt zu einer Vielzahl unterschiedlicher Beschwerden und wird als Karpaltunnelsyndrom bezeichnet.

Häufigkeit

Das Karpaltunnelsyndrom ist das häufigste Nervenengpass-Syndrom des menschlichen Körpers. 20 % aller Nervenläsionen und knapp 50 % aller Schulter-Arm-Schmerzen werden durch die Einengung des Nervus medianus (Handnerv) im Karpaltunnel verursacht.

Die Häufigkeit der Erkrankung ist von verschiedenen Faktoren wie Alter (altersbedingte Zunahme), Geschlecht (Frauen etwa dreimal häufiger als Männer), Rasse (weiße Rasse stärker betroffen als die anderen) und Beruf (manuell Arbeitende) abhängig.

Je nach Untersuchungsregion variiert die Häufigkeit des Karpaltunnelsyndroms somit sehr stark. Die Häufigkeitsangaben schwanken zwischen 0,1 – 5 % der Gesamtbevölkerung.

Obwohl das Karpaltunnelsyndrom in jeder Altersgruppe auftreten kann, wird es besonders häufig zwischen dem 40. und 60. Lebensjahr und bei Personen mit besonderer beruflicher Beanspruchung (Seite 29 ff.) angetroffen.

Häufigkeit des Karpaltunnelsyndroms:

- 0,1 – 5 % der Bevölkerung
- Frauen dreimal so häufig wie Männer
- Altersgipfel zwischen 40 und 60, jedoch in jedem Alter möglich

Symptome

Die Vielzahl der Beschwerden ist ein Charakteristikum dieser Erkrankung. Die in der nachfolgenden Tabelle angeführten Symptome sind allerdings teilweise sehr charakteristisch für das Karpaltunnelsyndrom und werden daher im Folgenden detailliert beschrieben.

Gefühlsstörungen

Bedingt durch den Aufbau des Nervs – Nervenfasern für Hautgefühl und Schmerz liegen oberflächlich – sind Gefühlsstörungen üblicherweise das erste Symptom bei einem Nervenengpass, so auch beim Karpaltunnelsyndrom.

Die Gefühlsstörungen können sehr unterschiedlich sein und werden in verschiedene Formen eingeteilt.

Symptome	Lokalisation
Nächtliche Gefühlsstörungen	von Fingerspitzen bis Schulter/ Nacken reichend
Vermindertes Hautgefühl	Daumen bis Ringfinger, vor allem Zeige- und Mittelfinger
Dumpfe Schmerzen	Daumenballen, Handgelenk bis Unterarm
Ungeschicklichkeit, Schwäche	vor allem Daumenmuskulatur, Fingerfeinmotorik
Muskelschwund	Daumenballen

Nächtliche Dysästhesie

Unter Dysästhesien versteht man Gefühlsmissempfindungen. Dazu gehören vor allem Beschwerden, die der Patient als Kribbeln, Ameisenlaufen, Elektrisieren oder Ähnliches beschreibt.

Das Hauptcharakteristikum beim Karpaltunnelsyndrom ist das Auftreten dieser Beschwerden in den Nachtstunden. Patienten wachen aus dem Schlaf heraus mit unangenehmen Missempfindungen im Bereich der betroffenen Finger und der betroffenen Hand auf.

Häufig strahlen diese Beschwerden in den Unterarm, den Ellenbogen, die Schulter und sogar bis in den Nacken aus. Die Ursache für diese Beschwerden liegt in dem nächtlich unwillkürlich gebeugt oder überstreckt gehaltenen Handgelenk über eine längere Zeit.

Das ist vergleichbar damit, wenn man über einen längeren Zeitraum mit überschlagenem Knie sitzt und es zu Gefühlsstörungen des Beines kommt. In der Nacht dauert es länger, bis man aus dem Schlaf durch diese Nervensymptomatik aufwacht. Zu diesem Zeitraum hat sich bereits aus dem leicht eingeschlafenen Gefühl eine unangenehme, länger dauernde Missempfindung entwickelt.

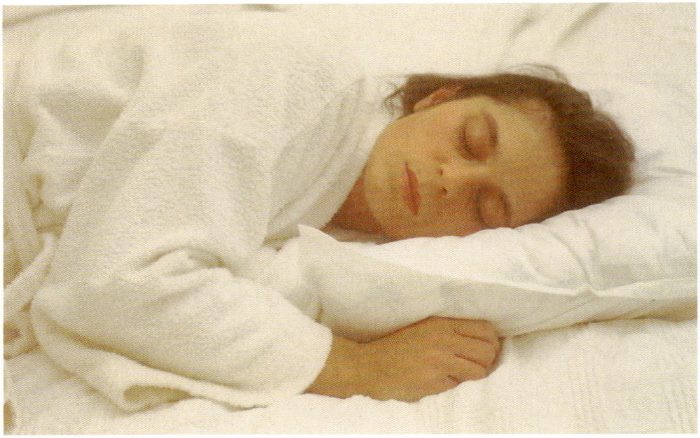

Gefühlsstörungen können von den Fingerspitzen bis zum Nacken ausstrahlen.

Vielfach berichten Betroffene, dass sie nach dem Aufwachen die Hände ausschütteln oder unter das kalte Wasser halten. Diese intuitiv richtigen Maßnahmen können auch in rascher Zeit zu einer Besserung oder zu einer Beendigung der Missempfindungen führen.

Sehr häufig werden diese Beschwerden von den Patienten als eine schlechte Durchblutung der Hand fehlinterpretiert. Die nächtlichen Gefühlsstörungen treten meist in den frühen Morgenstunden (üblicherweise zwischen 2.00 und 4.00 Uhr morgens) in Erscheinung.

Neben den oben beschriebenen lagerungsbedingten Ursachen für diese Beschwerden dürfte aber auch der unterschiedliche Hormonspiegel in den frühen Morgenstunden für die Entstehung der Beschwerden verantwortlich sein.

Häufig werden auch beim Aufwachen und in den frühen Morgenstunden ähnliche Missempfindungen wie in der Nacht wahrgenommen.

Es bedarf meistens längerer Zeit, bis Patienten nach diesen ersten Beschwerden einen Arzt aufsuchen. Eine amerikanische Untersuchung zeigte, dass nur ein Drittel der Patienten innerhalb von sechs Monaten nach Beginn der Karpaltunnelbeschwerden einen Arzt auf-

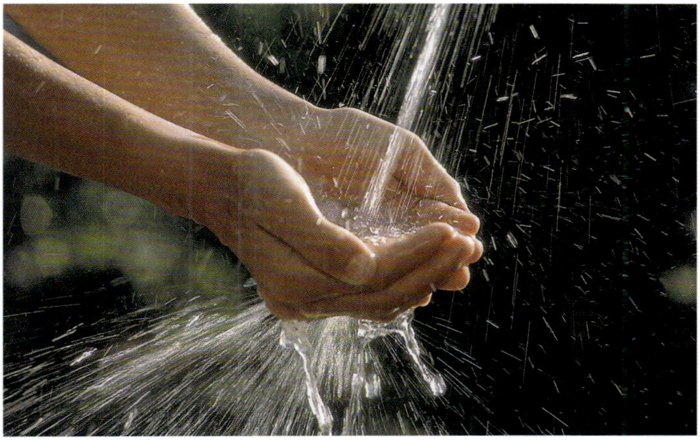

Kaltes Wasser führt rasch zu einer Besserung der Beschwerden.

suchte, die übrigen zwei Drittel der Patienten gingen nach einem halben Jahr oder nach ein bis zwei Jahren erstmals zu einem Arzt.

Hypästhesie

Neben den nächtlichen Dysästhesien sind andere Empfindlichkeitsstörungen (Sensibilitätsstörungen) typische Merkmale des Karpaltunnelsyndroms.

Meist im späteren Krankheitsverlauf oder bei manchen Patienten gleich von Beginn der Erkrankung an besteht zusätzlich ein vermindertes Hautgefühl, die so genannte Hypästhesie, im Bereich der vom Nervus medianus versorgten Finger. Das sind der Daumen, Zeige- und Mittelfinger sowie die dem Daumen zugewandte Innenfläche des Ringfingers.

Da große Anteile der Hand auch von anderen Handnerven, die nicht durch den Karpaltunnel ziehen, versorgt werden (siehe Seite 17 ff.), beschränkt sich das verminderte Hautgefühl im Wesentlichen auf die Anteile, die ausschließlich vom Nervus medianus versorgt werden.

Das sind vor allem die Fingerkuppen des Zeige- und Mittelfingers. Durch dieses verminderte Hautgefühl verlieren Betroffene ihr Feingefühl.

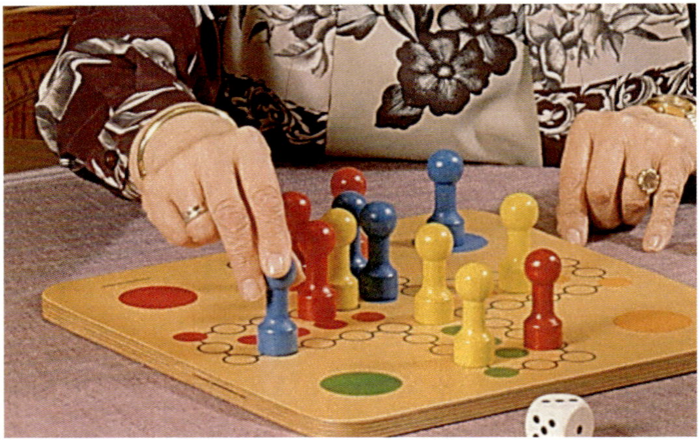

Ein vermindertes Hautgefühl ist im Bereich der ersten vier Finger möglich und meist im Bereich der Kuppe des zweiten und dritten Fingers am stärksten ausgeprägt.

Tätigkeiten, die Geschicklichkeit und eine gute Koordination erfordern, z.B. eine kleine Stecknadel angreifen, Münzen nehmen, Knöpfe schließen oder Ähnliches, bereiten trotz erhaltener Kraft Schwierigkeiten.

Diese Gefühlsverminderungen sind neben der unangenehmen Wahrnehmung im Alltagsleben von besonderer Relevanz. Viele Patienten können dadurch wichtige Tätigkeiten schlechter durchführen und bemerken oft unerklärliche Störungen bei Feinarbeiten. So passiert es, dass den Betroffenen ohne ersichtlichen Grund die Tasse aus der Hand fällt.

Auch Schwierigkeiten beim Rasieren oder Anziehen werden bemerkt. Diese Störungen sind zunächst häufig nur in den frühen Morgenstunden vorhanden, im weiteren Verlauf treten sie aber auch während des Tages auf.

Dysästhesie tagsüber

Neben nächtlichen Dysästhesien und der Hypästhesie sind aber auch Dysästhesien tagsüber möglich. Diese strahlen häufig wie in den Nachtstunden bis weit in den Unterarm-, Oberarm- und auch Schulter-Nacken-Bereich aus.
Das erklärt auch die häufige Fehlinterpretation, dass diese Beschwerden

Folgen einer chronischen Halswirbelsäulenabnützung oder eines möglichen Bandscheibenvorfalles im Bereich der Halswirbelregion sind.

Diese Gefühlsstörungen können tageszeitlich ohne ersichtlichen Grund sehr stark schwanken und auch bezüglich ihrer Intensität sehr unterschiedlich sein, sodass manche Patienten immer nur leichte Missempfindungen, andere Patienten wiederum sehr starke Gefühlsstörungen und auch heftige Schmerzen verspüren.

Es erfordert daher eine genaue Anamnese (Erhebung des Krankheitsverlaufes), um Hinweise für die Ursache der Erkrankung zu bekommen (siehe Seite 40 ff.).

Die Gefühlsstörungen werden häufig durch verschiedene Situationen verstärkt oder auch vermindert. Insbesondere Tätigkeiten mit starker Beugung und Streckung des Handgelenkes in kurzer Zeit (Bügeln, Gartenarbeit oder Ähnliches) sind für die Handnerven im Karpaltunnel ungünstig. So ist es charakteristisch, dass Patienten, die unter der Woche körperlich arbeiten, am Wochenende eine Erleichterung der Beschwerden bemerken. Anders wiederum leiden Berufstätige ohne körperliche Belastung unter der Woche besonders stark am Wochenende an Karpaltunnelbeschwerden, wenn sie dann ihren manuellen Hobbys nachgehen.

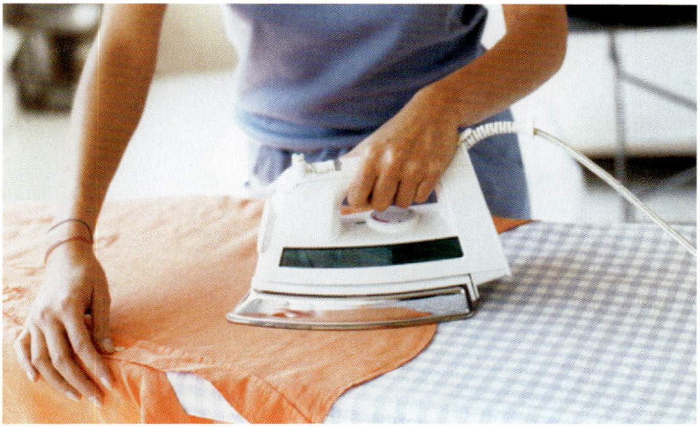

Übermäßige Beanspruchung des Handgelenkes durch Bedienung des Bügeleisens.

Schmerzen

Zusätzlich zu den Gefühlsstörungen klagen viele Patienten auch über ein mehr oder weniger charakteristisches Schmerzsyndrom.

Das sind meist Schmerzen im Bereich des Handgelenkes und des Daumenballens, die in den Unter- und Oberarm ausstrahlen.

Viele Patienten haben das Gefühl, als sei ihnen »das Handgelenk zu eng« geworden. Außerdem bemerken die Patienten, dass Bewegungen des Nackens, der Schulter oder des Ellenbogens den Handgelenkschmerz verstärken, genauso wie ein Druck am Handgelenk selbst. Durch dieses lokale Schmerzsyndrom reiben Patienten häufig am Handgelenk oder versuchen, den Schmerz mit massierenden Bewegungen zu lindern.

Andere Betroffene versuchen, möglichst häufig eine Ruhestellung für den Arm zu finden. Das betrifft besonders Patienten mit Schmerzausstrahlung in Unterarm, Oberarm oder Schulter.

Neben diesen typischen Schmerzen berichten Erkrankte immer wieder, dass auch eine Art Müdigkeitsgefühl oder leichte Krämpfe im Bereich des Daumenballens auffallen. Es wird auch manchmal über eine schnellere Ermüdung bei längerer Belastung, z. B. beim Schreiben oder Halten von Gegenständen, berichtet. Das Gleiche kann auch bei länger dauerndem Halten des Lenkrades auftreten.

Kraftverminderung – Teillähmungen

Die Kraftverminderung oder Lähmung der vom Handnerv versorgten Handmuskeln ist erst in der Spätphase der Erkrankung anzutreffen. Neben dem bereits beschriebenen Verlust der Feinmotorik kommt es nun auch tatsächlich zu Teillähmungen.

Bestimmte Anteile der Daumenballenmuskulatur, die vom Medianusnerv versorgt wird, können durch die lange andauernde Schädigung des Nervs ihre Funktion verlieren. So bemerken diese Patienten, dass bestimmte Funktionen nicht mehr möglich sind, z. B. hat der Patient Schwierigkeiten, den Daumen zu positionieren.

Das bedeutet, dass der Daumen nicht mehr zur Spitze des kleinen Fingers bewegt werden kann. Diese Funktion der menschlichen Hand ist sehr wesentlich und bei einer Vielzahl von Alltagsaktivitäten unerlässlich.

Neben diesen relevanten motorischen Ausfällen ist auch die so genannte

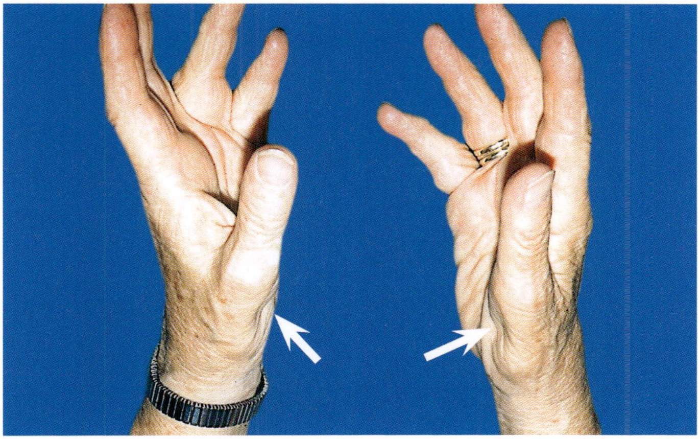

Deutlich sichtbarer Muskelschwund bei fortgeschrittenem Karpaltunnelsyndrom.

Abduktion des Daumens betroffen. Der Daumen kann nicht mehr in gestreckter Position angehoben werden.

In Ausnahmefällen kann aber auch der Kraftverlust der beschriebenen Muskeln das Erstsymptom des Karpaltunnelsyndroms sein. Das wird häufig nach Verletzungen im Handgelenkbereich (vor allem Knochenbrüche) beobachtet.

Der individuell unterschiedliche Verlauf der einzelnen Nervenfasern im Karpaltunnel bedingt auch, dass durch eine chronische Einengung des Nervs die Lähmungssymptome noch vor den Gefühlsstörungen und Schmerzen auftreten.

Lokaler Muskelschwund

Meist kurze Zeit nach dem Einsetzen der Muskelschwäche kommt es auch zu einem Schwund der betroffenen Muskeln. Dieser Muskelschwund wird als Atrophie bezeichnet und gibt Hinweise, dass der Nervus medianus höhergradig geschädigt ist und nun auch bereits das Innere des Nervenkabels seine Funktionen verliert.

Asymptomatisches Karpaltunnelsyndrom

Gelegentlich kann die Einengung des Handnervs im Karpaltunnel auch ohne Beschwerden ablaufen.
Das wird vor allem auf der nicht betroffenen Seite im Rahmen der Nervenleitgeschwindigkeitsuntersuchung festgestellt. Patienten, die z. B. auf der betroffenen Hand einige Monate eine typische Karpaltunnelbeschwerdesymptomatik zeigen und dann bei der Durchuntersuchung auch die beschwerdefreie Seite mit den beschriebenen Diagnoseverfahren (siehe Seite 40 ff.) untersucht wird, zeigen hier für das Karpaltunnelsyndrom typische Veränderungen.

In weiterer Folge können auch Karpaltunnelbeschwerden auftreten.

Die Ursachen des Karpaltunnelsyndroms

Die Ursachen des Karpaltunnelsyndroms sind vielfältig. Nur in seltenen Fällen gelingt es mit Sicherheit, die Ursache des Karpaltunnelsyndroms bei dem jeweils Betroffenen herauszuarbeiten. In manchen Fällen können auch mehrere mögliche Ursachen gleichzeitig bestehen oder trotz genauester Durchuntersuchung keine Ursachen für die Erkrankung gefunden werden. Nachfolgend werden die wichtigsten Entstehungsmöglichkeiten und Verursacher dieser häufigen Erkrankung beschrieben.

Mechanische Überbeanspruchung

Mit dem Überbegriff RSI-Syndrom (Repetitive Strain Injury) bezeichnet die Fachwelt sämtliche Erkrankungen des Handgelenkes in Folge von Überbeanspruchung, z. B. durch Computerarbeit. Extreme Belastung führt durch wiederholte Tätigkeiten (repetitive strain) zu Entzündungen im Gelenk-, Sehnen- und Nervenbereich (injury). Das RSI-Syndrom gilt als eine der Massenepidemien der letzten Jahre. In Österreich arbeitet jeder Fünfte regelmäßig und über längere Zeit vor dem Bildschirm.

Somit sind etwa 600.000 Erwerbstätige gefährdet, daran zu erkranken. Am häufigsten kommt es zu Schäden im Bereich des Bewegungs- und Stützapparates, an zweiter Stelle liegen die Erkrankungen des Handgelenkes. Die Überbeanspruchung durch Computerarbeit ist aber nur eine der möglichen Ursachen des RSI-Syndroms.
Jede andere manuelle Tätigkeit, bei der es wiederholt zu Beugungen und

Mögliche Ursachen einer Überbeanspruchung des Handgelenkes

Berufsbedingt	Freizeitbedingt	Krankheitsbedingt
Computerarbeit	Gartenarbeit	Krückenträger
Nähen, Bügeln	Computerspiele (Joystick)	andere Gehhilfen (Stock, Rollator)
Presslufthammer-arbeit	Sticken, Häkeln	Rollstuhlfahrer

Streckungen des Handgelenkes in rasch aufeinander folgender Zeit kommt, gefährden den Handnerv im Karpaltunnel, z. B. Gartenarbeit, Nähen, Bügeln, Stricken oder Ähnliches.
Die Überbeanspruchung erfolgt häufig auch als unmittelbare Berufsfolge, so z. B. leiden Arbeiter mit Presslufthammertätigkeit häufig am Karpaltunnelsyndrom.

Bei anderen Berufsgruppen hat sich die Einführung technischer Fortschritte günstig ausgewirkt. So war noch vor einigen Jahrzehnten bei Bauern, die händisch die Kühe melken mussten, das Karpaltunnelsyndrom eine sehr häufige Erkrankung.

Ein anderes Beispiel für eine chronische Überbeanspruchung mit nachfolgendem Karpaltunnelsyndrom sind Krückenträger. Durch die Belastung des Handgelenkes im rechten Winkel auf die Krücke kommt es häufig bereits nach einigen Wochen der Krückenbenützung zu einer Überbeanspruchung des Gelenkes mit nachfolgender Nervenschädigung.

Beachte: Jede chronische Überbeanspruchung des Handgelenkes, bei der es in rascher Folge zu einer Beugung und Streckung des Handgelenkes kommt, ist eine mögliche Ursache für die Entwicklung des Karpaltunnelsyndroms.

Anatomische Strukturen

Eine weitere Ursache, entweder als alleinig auslösender Faktor oder gemeinsam mit einem der anderen beschriebenen Ursachen, stellen anatomische Strukturen dar. Es kann vorkommen, dass auch die Arteria mediana (Blutgefäß zur Versorgung der Hand) den Karpaltunnel durchzieht und so zu einem vermehrten Druck auf den Nerv führt. Ähnliches gilt für besonders große Muskelbäuche, die den Karpaltunnel einengen und auf den Handnerv drücken.
Es bestehen große Unterschiede bezüglich der Breite des Handgelenkes und somit auch des Karpaltunnels. Verschiedene Untersuchungen zeigten den möglichen Zusammenhang zwischen einem angeborenen engen Karpaltunnel und dem Auftreten eines Karpaltunnelsyndroms. Dieser Faktor ist auch möglicherweise mitverantwortlich für das familiär oft gehäuft anzutreffende Krankheitsbild.

Stoffwechselerkrankungen

Erkrankungen des Stoffwechsels sind häufige Verursacher bzw. Mitverursacher des Karpaltunnelsyndroms.

Diabetes mellitus – Blutzuckerkrankheit

Die Blutzuckererkrankung führt häufig zu unterschiedlichen Nervenerkrankungen. Neben der Polyneuropathie (generalisierte Nervenschädigung bei über 50 % aller Diabetiker) kann es auch zu Schädigungen an einzelnen Nerven kommen.

Es ist erwiesen, dass Diabetiker häufiger an einem Karpaltunnelsyndrom erkranken. Bei Zuckerkranken bedarf es einer genauen diagnostischen Abklärung, um zwischen den Folgen einer Neuropathie aller Nerven oder eines Karpaltunnelsyndroms zu unterscheiden. Nicht selten wird die Blutzuckererkrankung erstmals durch die diagnostische Abklärung im Rahmen des Auftretens des Karpaltunnelsyndroms augenscheinlich.
Die Häufigkeit des Karpaltunnelsyndroms liegt bei Diabetikern zwischen 10 und 15 %, also etwa zwei bis dreimal häufiger als bei Nichtdiabetikern.

Nierenunterfunktion

Auch bei Nierenerkrankungen, besonders bei den dialysepflichtigen, wird das Karpaltunnelsyndrom gehäuft angetroffen. Einerseits kann es durch die relative Blutarmut durch den notwendigen Shunt am Unterarm verursacht

werden, andererseits auch durch vermehrte Ablagerungen von Substanzen, die durch die eingeschränkte Nierenfunktion nicht ausgeschieden werden können.
Charakteristisch ist, dass die Karpaltunnelbeschwerden während der Dialyse am stärksten ausgeprägt sind. Andere seltene Erkrankungen, wie die Amyloidose, führen gehäuft zu einem Karpaltunnelsyndrom.

Hormonelle Störungen

Schwangerschaft

Bei Frauen ist das Karpaltunnelsyndrom häufig während oder unmittelbar nach der Schwangerschaft anzutreffen. Es kommt durch die vermehrte Flüssigkeitsspeicherung im Körper zu einem – meist vorübergehenden – Druck auf den Handnerv im Karpaltunnel. Die Prognose ist günstig und in den meisten Fällen ist wenige Monate nach der Entbindung die Beschwerdesymptomatik ohne Behandlung wieder abgeklungen.

In einigen Fällen kann es jedoch zu einer bleibenden Karpaltunnelsymptomatik kommen und die entsprechenden Behandlungen müssen eingeleitet werden.

Schilddrüse

Besonders häufig tritt das Karpaltunnelsyndrom bei Schilddrüsenunterfunktion auf, wobei – ähnlich wie bei der Zuckerkrankheit – das Karpaltunnelsyndrom oft erst der Auslöser zur Diagnosestellung der zugrunde liegenden Erkrankung ist.

Die medikamentöse Behandlung der Schilddrüsenunterfunktion verbessert häufig das Karpaltunnelsyndrom deutlich, in einigen Fällen kann es sogar zu einer Ausheilung des Karpaltunnelsyndroms kommen.
Auch Überfunktionen der Schilddrüse können zu einem Karpaltunnelsyndrom führen.

Riesenwuchs

Eine seltene Hormonerkrankung ist die Akromegalie, der so genannte Riesenwuchs.

Bedingt durch eine Überproduktion des Wachstumshormones kommt es neben anderen Störungen auch zu besonders langen Gliedmaßen und zum gehäuften Auftreten des Karpaltunnelsyndroms.

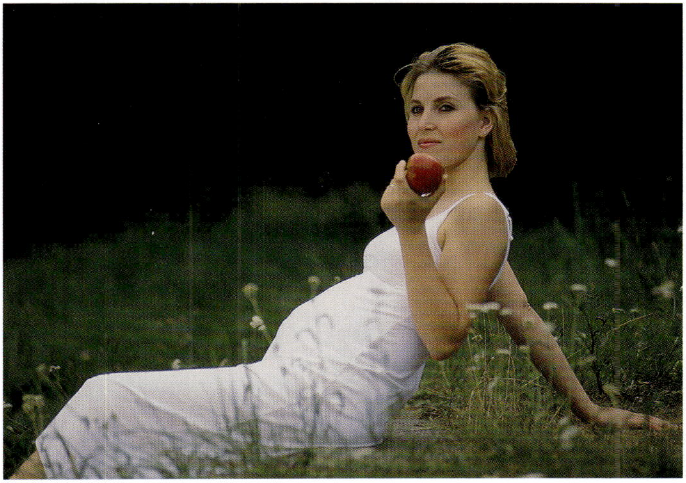

Das Karpaltunnelsyndrom während oder unmittelbar nach der Schwangerschaft ist häufig.

Verletzungen

Im Vergleich zu den übrigen Ursachen sind Verletzungen eher selten. Am häufigsten tritt die Schädigung nach Speichenbrüchen am Unterarm auf.

Aber auch Brüche und Verschiebungen der Handwurzeln, Sehnenverletzungen, Stauchungen, Blutergüsse oder Insektenstiche mit nachfolgender Schwellung sind weitere Ursachen.

Die Beschwerden des Karpaltunnelsyndroms treten meist kurzfristig und intensiv nach der entsprechenden Verletzung auf.

Entzündliche Erkrankungen

Rheumatische Erkrankungen sind ebenfalls gehäuft mit einem Karpaltunnelsyndrom verbunden. Da diese Patienten bereits viele Jahre an chronischen Gelenkschmerzen leiden, können die Beschwerden des Karpaltunnelsyndroms häufig fehlgedeutet werden. Prinzipiell kann bei allen Formen von rheumatischen Erkrankungen ein Karpaltunnelsyndrom auftreten.

Schwellungen, Raumforderungen

Selten können Ganglien (Sehnenverdickungen), Lipome (gutartige Tumore des Bindegewebes) oder andere sehr seltene Tumore eine Karpaltunnelsymptomatik hervorrufen.

Medikamente

Zahlreiche Medikamente werden in Zusammenhang mit dem gehäuften Auftreten eines Karpaltunnelsyndroms gebracht.

Neben den Östrogenen in Form der Anti-Baby-Pille oder der Hormonersatztherapie in der Menopause sind vor allem auch antirheumatische Medikamente, Beruhigungsmittel (Benzodiazepine, Fluoxitine) oder Lithium mögliche Auslöser der Erkrankung. Als indirekte Medikamentenfolge zu werten sind Einblutungen in den Karpaltunnel bei einer erforderlichen Blutverdünnung (Marcoumar, Sintrom).

Genetische Zusammenhänge

Wie bereits erwähnt, kann das Karpaltunnelsyndrom auch familiär gehäuft angetroffen werden. Es ist die genetische Disposition noch nicht eindeutig geklärt, jedoch kommen bei bestimmten familiären Erkrankungen (allesamt sehr selten) wie der Mucopolysaccharidose oder bei familiären Neuropathien (Charcot-Marie-Tooth-Neuropathie) Karpaltunnelsyndrome gehäuft vor.

Seltene Ursachen

Zusätzlich gibt es eine Reihe seltener Ursachen wie Tierbisse, Abszesse im Unterarm oder andere akute Ereignisse.

Andere Erkrankungen der Hand

Cervicobrachialsyndrom

Sowohl akute als auch chronische Schmerzzustände der Halswirbelsäule (Cervicalsyndrom) strahlen häufig entlang der Schulter und des Armes bis in die Hand aus. Im Rahmen eines Cervicalsyndroms kann es zu Gefühlsstörungen im Bereich der Hand kommen. Typisch für das Cervicalsyndrom sind Nackenschmerzen mit oder ohne Ausstrahlung in die Schultern und Arme. Die Nackenmuskulatur ist verspannt und druckschmerzhaft.

Gelegentlich treten auch Kopfschmerzen auf. Bei nahezu jeder Röntgenaufnahme des Erwachsenen sind Veränderungen an der Halswirbelsäule festzustellen, die aber nicht immer zu Beschwerden führen. Das erklärt auch die Tatsache, dass die Beschwerden des Patienten mit einem Karpaltunnelsyndrom sehr häufig als Halswirbelsäulensyndrom fehldiagnostiziert und fehlbehandelt werden.

Bandscheibenvorfälle

Zusätzlich zu den Schmerzen durch Abnützung der Halswirbelsäule können Schmerzen entlang des Armes und der Hand durch eine Irritation der entsprechenden Nervenstränge bei Austritt aus dem Wirbelkanal, bedingt durch einen Bandscheibenvorfall, entstehen. Neben den Schmerzen können auch Gefühlsstörungen im Bereich der Hand auftreten, die von gleicher oder ähnlicher Qualität wie beim Karpaltunnelsyndrom sind. Auch Lähmungen unterschiedlicher Muskeln können entstehen. Im

Unterschied zum Karpaltunnelsyndrom sind die Gefühlsstörungen beim Bandscheibenvorfall häufiger tagsüber, mit Besserung in den Nachtstunden.

Der Ort der Gefühlsstörung hängt von der betroffenen Nervenwurzel ab. Zur sicheren Unterscheidung zwischen Karpaltunnelsyndrom und Halswirbelsäulenschädigung bedarf es einer exakten Untersuchung (siehe Seite 38 ff.).

Schädigung des Arm-Nerven-Geflechtes – Plexus brachialis

Das Arm-Nerven-Geflecht, der Plexus brachialis, liegt im Schulter-Nacken-Bereich und formiert sich aus den Nervensträngen der verschiedenen Nervenwurzeln der Halswirbelsäule. Eine Vielzahl unterschiedlicher Erkrankungen wie Tumore, Entzündungen, Engpässe oder Verletzungen können zu einer Schädigung des Arm-Nerven-Geflechtes führen.
In diesem Arm-Nerven-Geflecht liegen auch die Fasern des Nervus medianus. Bei einer Schädigung dieser Fasern können ähnliche Gefühlsstörungen und Lähmungsbilder wie beim Karpaltunnelsyndrom auftreten. Die genaue medizinische Untersuchung zeigt jedoch dann charakteristische Unterschiede zum Karpaltunnelsyndrom wie Lähmungen, die auch andere als die vom Karpaltunnelsyndrom typischen Muskeln betreffen, und eine unterschiedliche Verteilung der Gefühlsstörung.

Schädigung des Nervus medianus an anderer Stelle

Nach dem Austritt aus der Halswirbelsäule und dem Arm-Nerven-Geflecht kann der Nervus medianus auch entlang seines gesamten Verlaufes oberhalb des Karpaltunnels geschädigt werden. Abhängig von der Schädigungsstelle entwickeln sich unterschiedliche Beschwerden, die bei der neurologischen Untersuchung dann entsprechend zugeordnet werden können.

Rheumatische Erkrankungen

Rheumatische Erkrankungen sind chronische schubhaft verlaufende Erkrankungen. Neben dem Bewegungsapparat können sie auch verschiedene Organsysteme betreffen. Sie gehen mit Schmerzen und Schwellungen der Handgelenke einher. Typisch sind die Morgensteifigkeit und die deutlich verminderte Kraft. Charakteristisch sind Bewegungseinschränkungen, Muskelschwund und Schwäche, Gelenkergüsse, Schmerz und Instabilität der Gelenke sowie pathologische Bewegungsmuster und veränderte Kraftübertragung an den Gelenken.

Die Haut ist häufig überwärmt. Durch die zerstörenden Veränderungen an Gelenken und gelenknahen Strukturen kommt es zu typischen Fehlstellungen der polyarthritischen Hand:

- Durch Zerstörung des Bandapparates gleiten die Handknochen zur Seite ab.
- Zusätzlich gleiten die Handknochen nach unten ab, es kommt dadurch zu einer Stufenbildung im Handgelenk.
- Optisch dominiert der Ellenknochen am Handgelenk.
- Die Finger zeigen eine Schwanenhals- oder Knopflochdeformität.

Komplexes regionales Schmerzsyndrom

Das komplexe regionale Schmerzsyndrom wurde früher Morbus Sudeck genannt. Es handelt sich dabei um diffus brennende Schmerzen an der Hand. Diese Schmerzen treten sehr häufig nach Unfällen und Operationen, aber auch ohne jede Ursache auf. Sie gehen mit einer Schwellung der Hand einher. Die Haut kann rötlich bis violett fleckig verfärbt sein.

Das Nagel- und Haarwachstum ist gelegentlich gestört. Die Nägel wachsen schneller. Es treten borstige schwarze Haare am Handrücken auf. Die Haut der betroffenen Hand ist im Vergleich zur gesunden Seite kälter oder wärmer. Die Ursachen dieser Erkrankung sind bislang noch nicht bekannt. Diskutiert wird eine Mitbeteiligung des sympathischen Nervensystems.
Die Erkrankung kann in unterschiedlichen Schweregraden auftreten und dauert Wochen bis Monate. Sie ist jedoch gutartig und bildet sich vor allem durch gezielte Bewegungstherapie und Berücksichtigung von Verhaltensmaßregeln zurück.

Dupuytren-Kontraktur

Die Dupuytren-Kontraktur ist eine gutartige Bindegewebserkrankung der Hand, die sich durch knotige und strangartige Verdickungen in der Hohlhand äußert.

Bei fortschreitender Erkrankung kann es zu Einziehungen der Finger kommen, wobei besonders der vierte und fünfte Finger betroffen sind. Manchmal sind allerdings sowohl sämtliche Handfinger als auch der Daumen durch die Krankheit in ihrer Bewegung eingeschränkt.

Die Ursache dieser Erkrankung ist nicht geklärt, wobei eine familiäre Häufung zu beobachten ist. Die Erkrankung tritt meistens bei Männern im vierten und fünften Lebensjahrzehnt auf und ist in Asien und Afrika kaum verbreitet.

Das klinische Bild äußert sich im Frühstadium durch knotige Verdickungen in der Hohlhand und im weiteren Verlauf kommt es dann zu einem kompletten Einziehen der Finger, sodass die Finger nicht mehr gestreckt werden können. Die einzige sinnvolle Therapie dieser Erkrankung besteht in einer Operation, wobei die verdickten Stränge in der Hohlhand entfernt werden.

Da diese Erkrankung allerdings wieder auftreten kann, wird bei sehr kleinen Knoten nicht sofort operiert, sondern erst der Krankheitsverlauf abgewartet. Kommt es allerdings zum Einziehen eines Fingers, soll möglichst bald operiert werden.

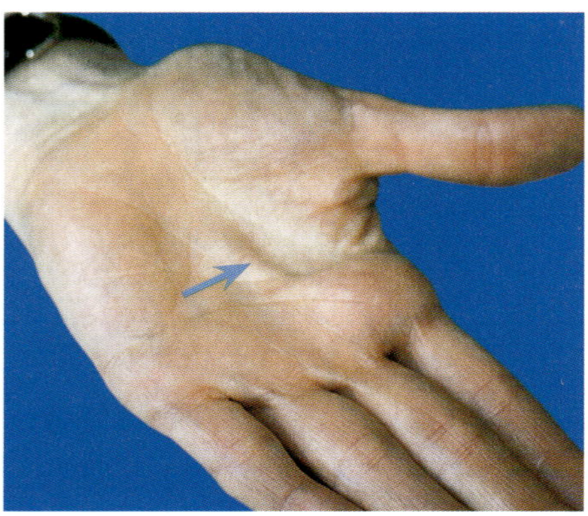

Die Dupuytren-Kontraktur wird durch Operation behoben.

Schnellender Finger (Tendovaginitis stenosans, Ringbandstenose, Schnappfinger)

Beim schnellenden Finger handelt es sich um eine Verdickung der Beugesehne am Fingergrundglied. Es kommt zu einer schnappenden Bewegungseinschränkung des Fingers. Diese Erkrankung kann auch angeboren sein. Bei Säuglingen findet sich dann meist ein fixierter Daumen. Die Symptomatik besteht in der Frühphase meist in unspezifischen Schmerzen und Schwellungen im Bereich der Fingergrundgelenke sowie Druckschmerzhaftigkeit in der Hohlhand über den Fingergrundgelenken.

Charakteristisch sind auch ein Spannungsgefühl sowie Morgensteifigkeit. Im weiteren Verlauf tritt dann eine gelegentliche oder ständige Fixierung des Fingers in Beugestellung auf. Der Finger kann dann meist nur unter Schmerzen und mit Hilfe der anderen Hand in Streckstellung gebracht werden. Am häufigsten sind Daumen, Ringfinger und Mittelfinger betroffen.

Bei leichten Verlaufsformen kann durch eine Kortisoninjektion eine Besserung erzielt werden. Sind die Bewegungseinschränkungen allerdings sehr störend und auch nur noch mit aktiver Hilfe zu überwinden, ist eine Operation unbedingt notwendig. In diesem Fall wird durch einen kleinen Schnitt in der Hohlhand die Beugesehnenscheide entsprechend erweitert, sodass die verdickte Sehne problemlos durchgleiten kann.

Sehnenscheidenentzündung

Entzündungs- und Reizzustände des Sehnenscheidengewebes entstehen im Rahmen von Fehl- und Überbelastungen überall dort, wo Sehnen durch enge Kanäle oder Knochenrinnen verlaufen. Die häufigste Lokalisation dieser oft äußerst schmerzhaften Entzündung findet sich bei der Daumenstrecksehne (Tenosynovitis de Quervain).

Die Beugesehnen sind häufig bei rheumatischen Erkrankungen betroffen, wobei es durch Verdickung der Sehnenscheiden nicht selten zu einem Karpaltunnelsyndrom kommt. Auch der »schnellende Finger« (siehe Seite 38 f.) ist Ausdruck einer lang anhaltenden Sehnenscheidenentzündung.

Die Therapie besteht neben Ruhigstellen und eventuell Kortisoninjektionen auch in einer entsprechenden Vorbeugung durch Beachtung entsprechender ergonomischer Arbeitsbedingungen (Computer etc.). Sollte keine Besserung eintreten, kann ein chirurgischer Eingriff (Spaltung der Sehnenfächer) Besserung bringen.

Diagnose des Karpaltunnelsyndroms

Anamnese

Die Anamnese – das Krankengespräch – gehört zu den wesentlichen diagnostischen Schritten. Viele Patienten schildern ihre Beschwerden sehr genau. Zusätzlich ist es auch notwendig, nach typischen Symptomen zu fragen. Vielfach vergessen Patienten durch die ungewohnte Situation des Arztbesuches, wichtige Beschwerden zu schildern.

Nur selten gelingt es, sich an den genauen Krankheitsbeginn zu erinnern, da die Symptomatik häufig langsam schleichend beginnt und erst allmählich unangenehm wird.

Die nächtlichen Gefühlsstörungen, das Einschlafen der Hände, das häufig notwendige Schütteln, um die sensiblen Missempfindungen zu beseitigen, sind die am häufigsten geäußerten anamnestischen Angaben. Aber auch Schilderungen wie »Mir fällt alles aus der Hand« oder »Ich leide an Krämpfen und Schmerzen im Handbereich bei jeder Tätigkeit« werden oft geäußert.

Es ist wichtig, nach manuellen Tätigkeiten in Beruf oder Freizeit zu fragen, weil diese typische Hinweise für das Karpaltunnelsyndrom oder andere Erkrankungen geben können. Auch der Zusammenhang zwischen bestimmten Bewegungen und Auftreten von bestimmten Beschwerden sollte geschildert bzw. erfragt werden.

Im Zusammenhang mit möglichen Ursachen des Karpaltunnelsyndroms (siehe Seite 29 ff.) ist es notwendig, eine komplette Anamnese mit Bestandsaufnahme aller Begleiterkrankungen sowie der einzunehmenden Medikamente zu erheben.

Die ausführliche Anamnese ist die Basis für die nachfolgende klinische Untersuchung. Nach der Erhebung der Anamnese ergeben sich für den Arzt meist mehrere diagnostische Möglichkeiten und leiten gewissermaßen daher auch Art und Ausmaß der körperlichen Untersuchung.

Das Patient-Arzt-Gespräch ist der erste und in vielen Fällen auch der wichtigste Schritt zur richtigen Diagnose.
Die weiteren Maßnahmen werden von den Ergebnissen der Anamnese geleitet.

Klinische Untersuchung

Die Untersuchung des Patienten ist besonders wichtig, da gemeinsam mit der Anamnese in den meisten Fällen bereits die Diagnose des Karpaltunnelsyndroms gesichert werden kann.

Gleichzeitig dient die klinische Untersuchung aber auch zum Ausschluss bzw. zur Erfassung zusätzlicher anderer Erkrankungen.

Gelegentlich ist der Nervus medianus nicht nur im Karpaltunnel, sondern auch an anderen Stellen, z. B. bereits knapp nach dem Austritt aus der Wirbelsäule (Bandscheibenschäden), geschädigt.

Durch die klinische Untersuchung finden sich hier die typischen Merkmale.

Die körperliche Untersuchung setzt sich aus verschiedenen Maßnahmen zusammen:

Inspektion

Die Inspektion – die Begutachtung – des Hautmuskelreliefs sowie der gesamten Hand, des Armes und auch der Wirbelsäule kann schon wesentliche Hinweise zur richtigen Diagnosefindung geben.

Die Thenaratrophie – Muskelschwund des Daumenballens – ist ein charakteristischer Befund bei einem ausgeprägten Karpaltunnelsyndrom.

Hier findet sich ein lokaler Muskelschwund des Daumenballens, sodass sich oft das Bild einer Delle anstatt des erhabenen Muskelbauches präsentiert.

Die Thenaratrophie wird aber auch bei anderen Erkrankungen gefunden, sodass dies nur bei gleichzeitigem Vorhandensein anderer Beschwerden ein sicherer Hinweis auf das Karpaltunnelsyndrom ist.

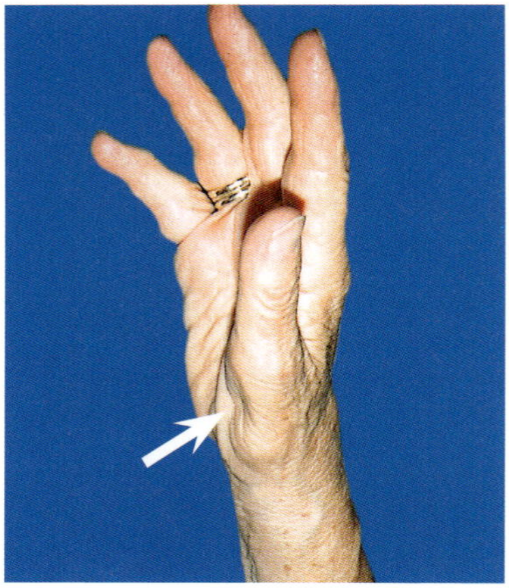

Der Muskelschwund des Daumenballens ist charakteristisch für das Karpaltunnelsyndrom.

Muskelkraft

Wie bereits bei der Beschreibung der Symptome (Seite 20 ff.) angeführt, kann es im Laufe der Erkrankung auch zu einer Teillähmung bestimmter Muskeln kommen. Hier ist es den Patienten nicht mehr möglich, den Daumen zur Spitze des kleinen Fingers zu führen. Aber auch die abgeschwächte Streckung des Daumens ist in fortgeschrittenen Fällen ein typischer Befund. Gleichzeitig muss aber auch die Kraft jener Muskeln, die von anderen Nerven versorgt werden, sowie von Muskeln, die vom Medianusnerv oberhalb des Karpaltunnels versorgt werden, untersucht werden. Nur so können andere Nervenschäden oder Nervenwurzelschädigungen durch Bandscheibenvorfälle entdeckt werden.

Bei der Prüfung der groben Kraft ist es notwendig – wenn möglich –, an der gesunden Seite zu beginnen, um danach die Kraft mit der erkrankten Seite zu vergleichen. Sind bei einem Patienten beide Hände betroffen, so erfolgt der Vergleich der Muskelkraft zu einer bezüglich Alter und Geschlecht vergleichbaren Normalbevölkerung.

Daher bedarf es immer einer großen Erfahrung des untersuchenden Arztes, um hier eine Schwäche richtig festzustellen. Außerdem muss beachtet werden, dass durch Bewegungsschmerzen die Kraftentwicklung vermindert ist, auch wenn keine wirkliche Lähmung vorliegt. Ähnliches gilt auch für gelenkbedingte Bewegungseinschränkungen, bei denen der Muskel zwar gut und kräftig vom Nerv versorgt wird, der Patient durch Gelenkfehlstellungen (z. B. bei Rheuma) aber nicht mehr in der Lage ist, die vorhandene Muskelkraft durch die Gelenkeinschränkung in eine entsprechende Bewegung umzusetzen.

Hautgefühl

Gefühlsstörungen sind häufig das Hauptsymptom beim Karpaltunnelsyndrom. Bei bestimmten Gefühlsstörungen wie Dysästhesien, Gefühlsmissempfindungen wie Kribbeln, Ameisenlaufen oder Elektrisieren kann der Befund zum Zeitpunkt der Untersuchung unauffällig sein.

Diese Patienten bemerken zwar bei Bewegung oder auch in Ruhe immer wieder die genannten Missempfindungen, die Berührung des Untersuchers oder die Berührung von stumpfen oder spitzen Gegenständen wird aber seitengleich und an allen Fingern und übrigen Extremitätenteilen regelrecht wahrgenommen.
Anders jedoch bei Patienten mit einer Hypästhesie, einem abgeschwächten Hautgefühl. Hier zeigt sich meist bei leichter Oberflächenberührung, z. B.

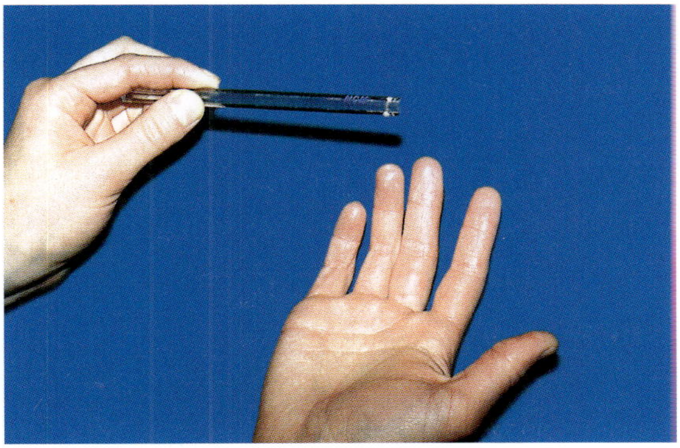

Die Untersuchung des Hautgefühls ist ein wichtiger Teil für die Diagnose des Karpaltunnelsyndroms.

streicht der Untersucher mit seiner Fingerspitze über die der Handfläche zugeneigten Kuppe des II. oder III. Patientenfingers, eine verminderte Hautwahrnehmung gegenüber den anderen Fingern.

Es ist für viele Patienten jedoch sehr schwierig, bei der Prüfung der Hautempfindlichkeit konzentriert mitzuarbeiten und die richtigen Angaben zu machen. Daher ist es notwendig, in entsprechender Ruhe und mit mehreren Versuchen das Hautgefühl des Patienten zu überprüfen. Zusätzlich wurden auch apparative Möglichkeiten zur Überprüfung des Hautgefühles entwickelt. So kann mit dem Semmes-Weinstein-Monofilamenttest das Hautgefühl untersucht werden.

Phalen-Test

Die Tatsache, dass eine starke Beugung bzw. Überstreckung im Handgelenk den Medianusnerv verstärkt schädigt und dadurch Gefühlsstörungen hervorrufen kann, ist die Grundlage für den Phalen-Test. Der Patient muss wie beim Beten beide Handflächen im rechten Winkel aneinanderhalten.
Dieser Test dauert maximal 60 Sekunden bzw. bis Gefühlsmissempfindungen bemerkt werden.

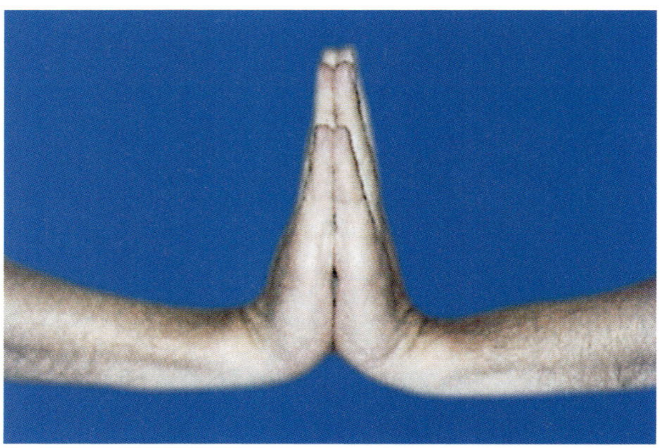

Der rechte Winkel zwischen Unterarm und Handgelenk kann Karpaltunnelsyndrombeschwerden hervorrufen, sodass dieser Test ein wichtiger Bestandteil der Untersuchung ist.

Wichtig ist nun auch, zu welchem Finger die Gefühlsstörungen ausstrahlen.

Ein lokaler Druckschmerz im Handgelenkbereich, der gelegentlich auftritt, weist nicht auf ein Karpaltunnelsyndrom hin.

Dieser Test alleine hat eine etwa 80%ige Treffsicherheit für die Diagnose »Karpaltunnelsyndrom«. Daher ist diese Untersuchung gemeinsam mit allen anderen Tests zu interpretieren.

Tinel-Hoffmann-Zeichen

Bei dieser Untersuchung klopft der Arzt, meist mit dem Reflexhammer, auf die Haut über dem Karpaltunnel. Der Patient schildert die dadurch eventuell vorhandenen Gefühlsstörungen. Bei einem positiven Befund kommt es zu einem Elektrisieren in einem der vom Medianusnerv versorgten Finger. Ein lokaler Schmerz an der Stelle des Beklopfens alleine ist jedoch noch kein Hinweis für das Vorliegen des Karpaltunnelsyndroms.

Dieser Test zeigt eine Treffsicherheit von etwa 70 – 80 % und ist ebenfalls nur gemeinsam mit den anderen Untersuchungsergebnissen hinweisend bzw. ausschließend für die Diagnose des Karpaltunnelsyndroms.

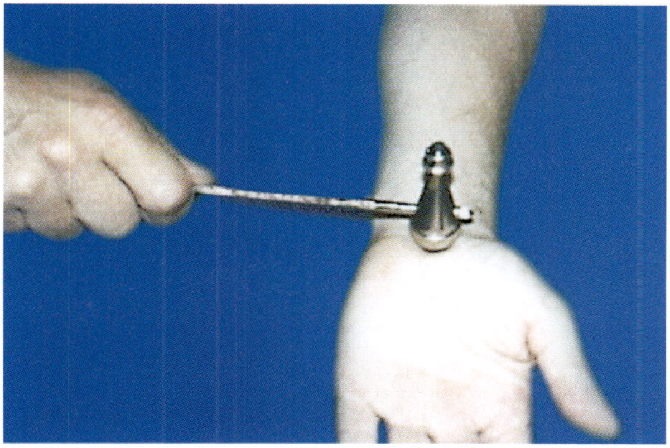

Das Beklopfen der Haut oberhalb des Karpaltunnels kann bei geschädigtem Nerv elektrisierende Schmerzen auslösen. Dieses Phänomen wird Tinel-Hoffmann-Zeichen genannt und ist Teil der klinischen Untersuchung.

Andere Untersuchungen

Natürlich muss neben den spezifischen Untersuchungen für das Karpaltunnelsyndrom auch der gesamte Arm untersucht werden.

Dazu gehören vor allem die Überprüfung der Muskeleigenreflexe, die Untersuchung der Halswirbelsäule, der übrigen Muskeln an den oberen Extremitäten sowie der Gelenke und anderes.

> **Die körperliche Untersuchung ergänzt die Anamnese, bedarf der konzentrierten Mitarbeit des Patienten und ist ein wichtiger Baustein in der richtigen Diagnosefindung.**

Neurophysiologie

Nervenleitgeschwindigkeit – NLG

Die Untersuchung der Nervenleitgeschwindigkeit ist der entscheidende diagnostische Schritt zur objektiven Sicherung der Diagnose Karpaltunnelsyndrom.

Die Untersuchung erfolgt von speziell dafür ausgebildeten Fachärzten und bedarf vertiefter Kenntnisse in der Neurologie sowie im Umgang mit den dafür notwendigen technischen Geräten.

Prinzip der Nervenleitgeschwindigkeitsmessung

Jeder Nerv übermittelt die Impulse wie ein elektrisches Kabel. Diese Impulse werden sowohl vom Rückenmark Richtung Nervenende als auch umgekehrt fortgeleitet.
Bei der elektrischen Untersuchung der Nervenleitgeschwindigkeit (auch Elektroneurographie genannt) werden diese Impulse durch einen Rechteckstrom ausgelöst. Dieser Strom bewirkt eine Aktivierung des Nervs und nachfolgend wird vom entsprechenden Muskel bzw. vom entsprechenden Hautareal über dem Nerv ein elektrisches Signal aufgezeichnet.

Der zeitliche Abstand zwischen der Verabreichung des elektrischen Impulses und dem Auftreten des Antwortpotenzials wird zur Berechnung der Nervenleitgeschwindigkeit herangezogen.

Zusätzlich wird das Antwortpotenzial auch bezüglich seiner Höhe, Dauer und Fläche ausgewertet und gibt ebenfalls wichtige Hinweise für die Messung der Nervenfunktion.

Die erhobenen Nervenfunktionsparameter sind von vielen Faktoren wie Alter des untersuchten Patienten, Hauttemperatur und anderem abhängig. Daher müssen die jeweiligen Ergebnisse mit den entsprechenden Normwerten verglichen werden.

Praktische Durchführung

Basierend auf diesen vereinfacht dargestellten Prinzipien wird nun bei der Elektroneurographie mit Oberflächenelektroden über bestimmten Hautstellen (dort, wo der Nerv nahe an der Oberfläche liegt) ein Stromimpuls gesetzt.

Diese Stromstärke wird langsam so lange gesteigert, bis das am Bildschirm aufgezeichnete Muskel- oder Hautpotenzial sich in seiner Form nicht mehr verändert. Diese Impulse werden von der überwiegenden Zahl aller Untersuchten als kurze kleine Missempfindung, aber nicht schmerzhaft beschrieben.

Sehr selten, vor allem bei Patienten, die in der Vergangenheit mit Strom eine unangenehme Erfahrung hatten, werden die Impulse auch als unangenehm oder schmerzhaft beschrieben. Dies ist aber die Ausnahme und nicht der Regelfall.
Zusätzlich wird, wie bereits beschrieben, die Stromstärke langsam gesteigert, sodass der Patient sich an die elektrische Entladung gut gewöhnen kann. Die Ableitung erfolgt mit Oberflächenelektroden, die zunächst über dem Muskel und in weiterer Folge auch über den Fingergrundgelenken angebracht werden.

Von dort wird dann das Ergebnis der elektrischen Nervenleitung aufgezeichnet.
Die durch die Stromstimulation entstehende Kurvenform wird auf einem Bildschirm aufgezeichnet und der untersuchende Arzt/die untersuchende Ärztin kann so die relevanten Parameter auswerten.

Diese Untersuchung wird von jedem Patienten in jedem Alter gut toleriert. Die Nervenleitgeschwindigkeit kann auch bei Herzschrittmacherträgern oder bei Patienten mit künstlichen Gelenken oder anderen Implantaten, wie Herzklappen, risikolos und nebenwirkungsfrei durchgeführt werden.

NLG bei Verdacht auf Karpaltunnelsyndrom

Hier erfolgt zunächst die oben beschriebene Technik mit Stimulation des Handnervs knapp oberhalb des Karpaltunnels und in der Ellenbeuge. Die Ableitung erfolgt zunächst vom Daumenballenmuskel.

In einigen Fällen ist auch die elektrische Stimulation im Bereich der Handfläche, aber auch entlang des Oberarms bis in den Schulter-Nacken-Bereich erforderlich.

Dies hängt üblicherweise von den ersten Untersuchungsergebnissen – von der Stimulation im Unterarmbereich – ab. Danach wird der Nerv neuerlich in seinem Verlauf stimuliert und nun mit Elektroden von den Fingergrundgelenken abgeleitet. Die Auswahl des Fingers, von dem abgeleitet wird, hängt sowohl von der Anamnese als auch von der klinischen Untersuchung (z. B. welche Finger zuerst beim Phalen-Test Gefühlsstörungen zeigten) ab. Die Entscheidung erfolgt auch auf Grund der Erfahrung des jeweiligen Untersuchers.

Diese zuletzt beschriebene Messtechnik dient zur Untersuchung der Hautfasern des Medianusnervs, die am häufigsten und am frühesten betroffen sind. Sie ist daher der besonders wichtige Teil der Untersuchung.

Diese sensible Nervenleitgeschwindigkeitsmessung kann aber auch durch Stimulation im Bereich des Fingers und Ableitung knapp oberhalb des Karpaltunnels erfolgen. Auch hier ist es wieder die Entscheidung des Untersuchers, welche Technik bevorzugt verwendet wird.

Abhängig von den Ergebnissen der neurographischen Untersuchung des Medianusnervs müssen dann noch weitere Nerven, die nicht durch den Karpaltunnel ziehen, untersucht werden.

Fallweise müssen auch noch andere Nerven, zum Teil auch im Bereich der unteren Extremität, untersucht werden. Dies entscheidet sich meist erst während der Untersuchung. So kann sich etwa bei einem Patienten mit Diabetes mellitus eine generalisierte Nervenstoffwechselstörung während der Untersuchung zeigen, sodass eine komplette elektroneurographische Untersuchung erforderlich wird.

Zu erwartende Ergebnisse

Die typische Befundzusammenstellung bei einem Karpaltunnelsyndrom zeigt eine verlängerte distale Latenz, also eine Verlängerung zwischen elektrischer Reizung des Nervs knapp oberhalb des Karpaltunnels und Ableitung vom Daumenballenmuskel sowie eine verlangsamte sensible Nervenleitgeschwindigkeit im Handgelenk-, also im Karpaltunnelbereich.

Wie bereits beschrieben, schwanken die Normwerte bedingt durch das Alter des Patienten und auch durch die verschiedenen Untersuchungstechniken. Bei Stimulation oberhalb des Karpaltunnels und Ableitung vom Daumenballenmuskel sollte die Impulsleitung der motorischen Nervenfasern schneller als 4,0 - 4,3 ms erfolgen. Bei der Einengung des Nervus medianus im Karpaltunnel ist diese Latenzzeit verlängert und weist Werte von mehr als 4 bis zu 10 oder 12 ms auf.

Unterschiedlich zur verlängerten motorischen Latenzzeit wird die sensible Nervenleitgeschwindigkeit in diesem Bereich verlangsamt sein.
Bei höhergradiger Nervenschädigung kann das Nervenpotenzial auch fehlend sein. Im Regelfall sollte die sensible Nervenleitgeschwindigkeit in diesem Bereich bei Erwachsenen im mittleren Alter schneller als 43 – 45 m/sec sein.

Das bedeutet, dass jede sensible Nervenleitgeschwindigkeit unterhalb dieses Wertes für eine Schädigung im Karpaltunnel spricht.
Gleichzeitig sollte aber die Nervenleitgeschwindigkeit im Unterarmbereich, also dort, wo der Nerv noch nicht im Karpaltunnel zieht, unauffällig sein.

Genauso müssen die Messungen der übrigen Nerven, also der Strukturen, die nicht durch den Karpaltunnel ziehen, wie z. B. bei der Messung des Ellennervs – Nervus ulnaris –, unauffällig sein.

Allgemeines

Prinzipiell sollte niemals mit einer Behandlung eines fraglichen Karpaltunnelsyndroms begonnen werden, ohne dass eine elektroneurographische Untersuchung durchgeführt wurde.

Immer wieder haben die Autoren beobachtet, dass längerfristige physikalische Therapien oder auch sogar operative Therapien erfolgten, ohne dass ein Karpaltunnelsyndrom mit diesem Test gesichert wurde.
Bei einer fehlenden Besserung wird dann der Therapie die Schuld gegeben. Dies ist aber nicht korrekt, da prinzipiell die Diagnose zum Zeitpunkt der Behandlung noch gar nicht gesichert war.

Die Dauer der Untersuchung variiert oft beträchtlich. Prinzipiell ist es jedoch wichtig, die Untersuchung ausführlich durchzuführen, und es bedarf so häufig der Geduld des Patienten, hier gut zu kooperieren. Jedoch ist jede therapeutische Maßnahme ohne gesicherte Diagnose wenig zielführend und die entsprechende Mitarbeit des Patienten wird durch die größeren Therapieerfolge belohnt. Die Untersuchung kann bei jedem Patienten durchgeführt werden, so auch bei Patienten mit Herzschrittmacher oder bei Metallimplantatträgern.

Die Messung der Nervenleitgeschwindigkeit (Elektroneurographie) gehört zu den wichtigsten diagnostischen Schritten zur Sicherung der Diagnose des Karpaltunnelsyndroms.

Die Messung wird meist als unangenehm, aber nicht schmerzhaft empfunden. Die Untersuchung erfolgt auf Grund verschiedener Notwendigkeiten (siehe Tabelle).

Indikation zur elektroneurographischen Diagnostik:

- Diagnose eines fraglichen Karpaltunnelsyndroms
- Sicherung eines klinisch wahrscheinlichen oder sicheren Karpaltunnelsyndroms
- Unterscheidung zu anderen neuromuskulären Erkrankungen
- Erfassung zusätzlicher Nervenläsionen
- Erfassung des Ausmaßes der Nervenschädigung
- Verlaufsdokumentation zur Überprüfung der Therapie
- Befunddokumentation bei Begutachtung

Elektromyographie – EMG

Die Elektromyographie ist eine weitere neurophysiologische Untersuchung, die bei vielen Nervenläsionen wichtige diagnostische Hinweise gibt.

Beim Karpaltunnelsyndrom ist die EMG-Untersuchung nur in bestimmten Fällen erforderlich und gehört nicht zu den notwendigen Standarduntersuchungen.

Prinzip der Elektromyographie

Mit Hilfe einer sehr dünnen Nadel (die Spitze der Nadel ist um ein Vielfaches dünner als eine Blutabnahmenadel) wird die elektrische Energie im jeweils untersuchten Muskel sowohl im Ruhezustand als auch bei geringer Bewegung des Muskels und auch bei maximaler Bewegung aufgezeichnet.

Die aufgezeichneten Potenziale lassen Rückschlüsse über die Funktionsfähigkeit der einzelnen Muskelfasern zu. Diese Muskelfaseraktivität wird auf einen Bildschirm geleitet und sowohl optisch als auch akustisch dargestellt.

Der speziell dafür geschulte Untersucher erkennt auf Grund der Form der Muskelpotenziale und der charakteristischen Geräusche die Art der Schädigung. Diese Schädigungen können sowohl durch den Muskel selbst als auch durch

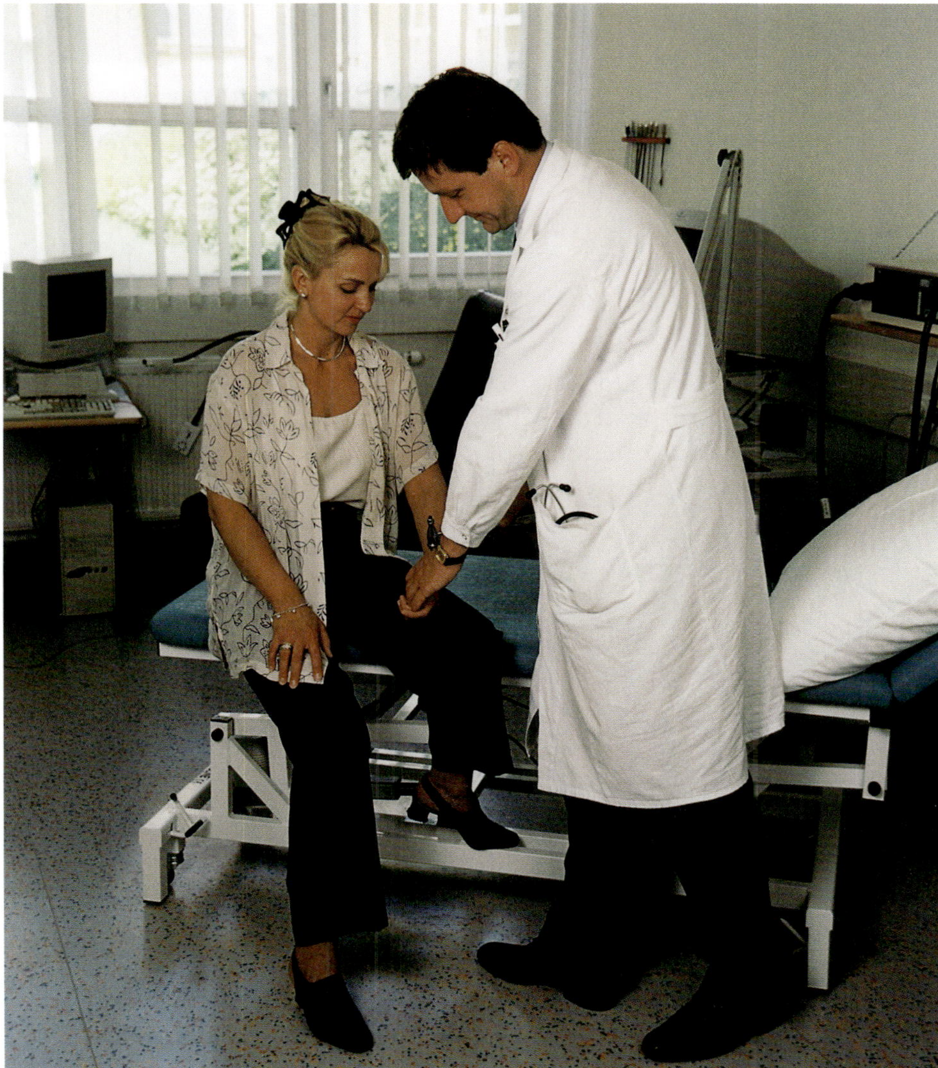

Die Untersuchung der Reflexe ist auch beim Karpaltunnelsyndrom ein wichtiger Teil der klinisch-neurologischen Untersuchung.

den jeweiligen Nerv, der den Muskel versorgt, bedingt sein.

Praktische Durchführung

Es wird im entspannten Muskel eine dünne Nadel eingeführt. Im Falle des Karpaltunnelsyndroms erfolgt dies in den äußeren Teil des Daumenballenmuskels. Die Untersuchung kann prinzipiell bei jedem Patienten erfolgen.

Ausgenommen sind Patienten mit einer sehr starken Blutverdünnung sowie Patienten, die im betroffenen Muskel eine eitrige Entzündung haben.

Der Patient wird während der Untersuchung aufgefordert, bestimmte Bewegungen in einem bestimmten Ausmaß durchzuführen. Es muss jeder Muskel an mehreren Stellen untersucht werden, sodass während der Untersuchung die Nadel mehrmals oft nur wenige Millimeter verschoben wird.

Das Einführen der Nadel in den Muskel wird üblicherweise weniger unangenehm empfunden als das Einführen einer Nadel in die Vene bei einer Blutabnahme.

Lediglich die notwendigen Muskelbewegungen mit der eingebrachten Nadel können immer wieder unangenehme Missempfindungen hervorrufen.

In den meisten Fällen werden mehr als nur ein Muskel untersucht, sodass die Untersuchung im Regelfall zwischen wenigen Minuten bis zu 30 Minuten dauert.

Besonderheiten beim Karpaltunnelsyndrom

Wie bereits erwähnt, ist es nur in wenigen Fällen erforderlich, auch die Elektromyographie durchzuführen.

Die Bedeutung der Elektromyographie liegt einerseits darin, das Ausmaß der Nervenschädigung besser zu erkennen, insbesondere inwieweit das Innere des Nervenkabels, also das Axon, betroffen ist. In solchen Fällen findet sich in entspannter Muskulatur eine so genannte Spontanaktivität.

Das bedeutet, dass der Muskel in Ruhe eine zu hohe elektrische Energie aufweist und bestimmte krankhafte Potenziale verursacht.

Ein weiterer Grund für die Durchführung einer Elektromyographie bei Verdacht auf Karpaltunnelsyndrom ist der Ausschluss oder die Bestätigung eines Bandscheibenvorfalles mit Veränderungen in den entsprechenden Muskeln.

Welche Muskeln betroffen sind, hängt von der Lokalisation des Bandscheibenvorfalles ab und diese weisen dann bei der elektromyographischen Untersuchung ebenfalls typische Veränderungen wie Spontanaktivität und verlängerte und hohe Muskelaktionspotenziale auf.

Die elektromyographische Untersuchung ist gelegentlich bei Verdacht auf Karpaltunnelsyndrom erforderlich und dient sowohl der Erfassung des Schweregrades des Karpaltunnelsyndroms als auch dem Ausschluss von anderen Schädigungen.

Indikation zur Elektromyographie:

- Erfassung des Schweregrades des Karpaltunnelsyndroms
- Ausschluss einer radikulären Läsion (Bandscheibenvorfall)
- Ausschluss einer Nervenläsion an anderer Stelle
- Ausschluss anderer neuromuskulärer Erkrankungen

Bildgebende Verfahren

Röntgen

Wie in der Tabelle auf Seite 55 ersichtlich, gehört das Röntgen zu den nicht immer erforderlichen Untersuchungen.

Die Röntgenuntersuchung bei Verdacht auf Karpaltunnelsyndrom wird benötigt, um Verkalkungen, Verknöcherungen oder andere Fehlstellungen des Handgelenkes oder des Karpaltunnels zu erfassen.

Besondere Bedeutung hat die Röntgenuntersuchung bei einem so genannten posttraumatischen Karpaltunnelsyndrom, also bei Einengung des Medianusnervs im Karpaltunnel nach einer knöchernen Verletzung im Unterarm- bzw. Handgelenkbereich.

Computertomographie

Genauer als die Röntgenuntersuchung ist die so genannte Computertomographie.
Hier gelingt es durch die computerunterstützte Bildanfertigung in mehreren Schnittführungen, die anatomischen Strukturen im Karpaltunnelbereich möglichst genau darzustellen.

Sonographie – Ultraschalluntersuchung

Mit einer Ultraschalluntersuchung kann der Nervus medianus bezüglich seines Verlaufes, seiner Form, seines Querschnittsdurchmessers untersucht werden.
Es können so bestimmte Ursachen eines Karpaltunnelsyndroms, z. B. eine Arteria mediana im Karpaltunnel oder ein atypischer Muskel mit Druck auf den Medianusnerv oder ein Ganglion (Geschwulst), erkannt werden.

Magnetresonanztomographie

Die derzeit beste Darstellung des gesunden und des erkrankten Karpaltunnels erfolgt mit Magnetresonanztomographie. Der Vorteil dieser Methode liegt in der hohen Auflösung in mehreren Ebenen sowie in der Erstellung verschiedener Bildeffekte durch unterschiedliche Magnetsequenzen.

Diese strahlenmäßig nicht belastende Untersuchung ist technisch sehr aufwendig und auch entsprechend teuer.

Die Untersuchung ist nur in besonderen Ausnahmefällen erforderlich, insbesondere in den seltenen Fällen, wo nach einer Operation des Karpaltunnelsyndroms die Beschwerden unverändert bestehen oder sich neue Beschwerden gebildet haben. Die Zuweisung zur MRT-Untersuchung erfolgt prinzipiell vom Facharzt nach Ausschöpfung aller anderen Untersuchungsmöglichkeiten.

Röntgenuntersuchungen sowie spezielle Röntgenverfahren wie Ultraschall, Computertomographie und Magnetresonanztomographie sind in besonderen Fällen, aber nicht in der Regel beim Karpaltunnelsyndrom erforderlich. Bedarf und Art einer eventuellen Röntgenuntersuchung ergeben sich auf Grund der übrigen Befunde.

Laboruntersuchungen

Wie bereits erwähnt, sind verschiedene Erkrankungen ursächlich für das Karpaltunnelsyndrom. Dazu gehören auch Erkrankungen, die mit einer Laboruntersuchung entdeckt werden können: insbesondere die Blutzuckerkrankheit – Diabetes mellitus – und sowohl eine Unter- als auch eine Überfunktion der Schilddrüse.

Daher sollte vor weiteren Behandlungsschritten immer eine Laboruntersuchung durchgeführt werden.

Die zu untersuchenden Laborparameter ergeben sich aus der klinischen Untersuchung.
Das kann im Fall des Karpaltunnelsyndroms die Untersuchung von Rheumafaktoren, anderer Entzündungsparameter oder von speziellen Hormonen (Wachstumshormon) sein.

Prinzipiell ist eine Laboruntersuchung vor einer eventuell erforderlichen operativen Freilegung des Medianusnervs notwendig.

Untersuchungen bei Verdacht auf Karpaltunnelsyndrom

unbedingt erforderlich	bedingt erforderlich/abhängig von anderen Befunden
Anamnese	Elektromyographie
Klinische Untersuchung	Röntgen, Ultraschall, Tomographie
Nervenleitgeschwindigkeit = Elektroneurographie	Labor

Die konservative Behandlung des Karpaltunnelsyndroms

Konservative Behandlungsmethoden haben das Ziel, die Entzündung, die mit Schmerzen und Gefühlsstörungen einhergeht, zu reduzieren, die Muskelkraft und die Funktion der Hand aufrechtzuerhalten bzw. zu verbessern und insbesondere Karpaltunnelsyndrom provozierende Tätigkeiten zu vermeiden.

Wie können Sie ein Karpaltunnelsyndrom vermeiden bzw. die Schmerzen lindern?

Um zu verstehen, welche Maßnahmen Sie im Alltag ergreifen sollen, um Beschwerden zu verbessern, ist es wesentlich, dass Sie wissen, wie ein Karpaltunnelsyndrom

Die konservative Therapie wird durchgeführt:

- wenn Gefühlsstörungen und Schmerzen auftreten
- bei Ungeschicklichkeit der Hand, z. B. beim Halten einer Tasse oder Zuknöpfen von Kleidungsstücken
- wenn die vom Arzt durchgeführten Provokationstests positiv sind
- bei einer verstärkten Empfindlichkeit im Nervenversorgungsgebiet

entsteht. Wie bereits auf den Seiten 29 ff. erklärt, entsteht das Karpaltunnelsyndrom häufig durch eine Entzündung der Beugesehnen der Finger.

Diese Entzündung kann im Rahmen entzündlicher Erkrankungen, als Folge von Verletzungen, im Rahmen von Stoffwechselerkrankungen, Tumoren und verschiedenster anderer Erkrankungen auftreten.

Die häufigsten Auslöser sind chronische Überlastungen bei körperlichen Arbeiten wie langen Haltearbeiten, Vibrationen, lang andauernder Streckung oder Beugung im Handgelenk. Dabei entsteht ein erhöhter Druck im Karpalkanal. Druck schädigt wiederum den Nerv.

Der Druck im Karpalkanal ist am niedrigsten, wenn das Handgelenk weder gebeugt noch gestreckt ist, sondern sich in der so genannten »0-Stellung« befindet.

Sowohl bei Beugung von 20 Grad wie auch bei 20 Grad Streckung steigt der Druck an und erreicht sein Maximum bei 40 Grad Beugung (ca. drei bis sechs % des Ausgangswertes).

Berücksichtigen Sie folgende Empfehlungen:

- Halten Sie das Handgelenk, wenn möglich, in neutraler Position.
- Vermeiden Sie Beugungen oder Überstreckungen im Handgelenk.
- Wenn möglich, verwenden Sie die gesamte Hand und alle Finger, um einen Gegenstand in die Hand zu nehmen.
- Vermeiden Sie starken Druck auf Daumen und Zeigefinger beim Greifen.
- Vermeiden Sie immer wiederkehrende Bewegungen.
- Vermeiden Sie langes Halten eines Gegenstandes in derselben Position.
- Bei jeder beliebigen Arbeit, die die Hand belastet, insbesondere bei Arbeiten, die eine Dreh- oder Schaltbewegung beinhalten, machen Sie häufige Pausen.
- Vermindern Sie Einwirkungen von Geschwindigkeit und Kraft auf die Hand, wenn immer möglich.
- Sitzen Sie am Computer, so achten Sie auf Ihre Handgelenkposition. Vermeiden Sie die Streckung im Handgelenk.

Wie soll der Arbeitsplatz adaptiert werden, um derartige Überlastungen zu vermeiden?

Spezifische Maßnahmen

Sitzen Sie vorwiegend am Computer, benötigen Sie eine Arbeitsplatzadaptation:
Sessel, Computertisch, Keybord und Computerhöhe müssen folgendermaßen eingestellt werden:

Arbeitstisch:

Als minimale Tischfläche werden 160 x 80 cm (Beistelltisch 60 x 120 cm) angegeben. Ist die Tischhöhe nicht verstellbar, gilt als übliche Empfehlung 72 cm. Der Beinfreiraum soll ausreichend groß sein.

Werden keine Bildschirme eingesetzt bzw. solche mit geringer Tiefe, reicht eine Arbeitstischtiefe von 80 cm. Schwenkarme schaffen eine zweite Arbeitsebene.

Arbeitssessel:

Eine verstellbare Sitzhöhe ermöglicht es, die Unterschenkel rechtwinkelig zum Oberschenkel abgebogen zu stellen.

Die Füße stehen vollflächig auf dem Boden. Ein Teil der Körperlast wird dann von den Füßen getragen. Die Rückenlehne muss eine gute Abstützung bei Bewegungen aus der aufrechten

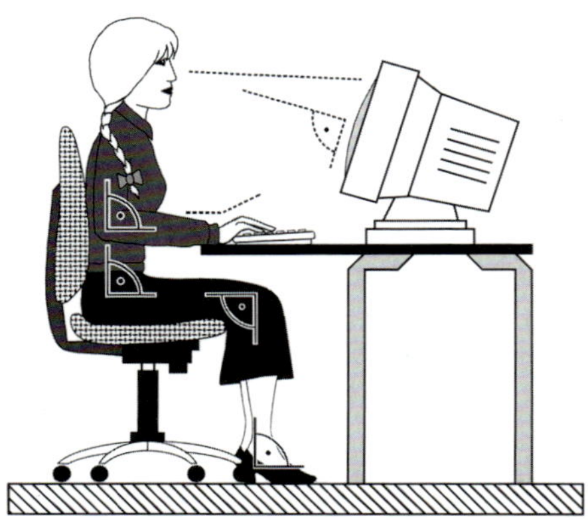

Ergonomischer Computerarbeitsplatz

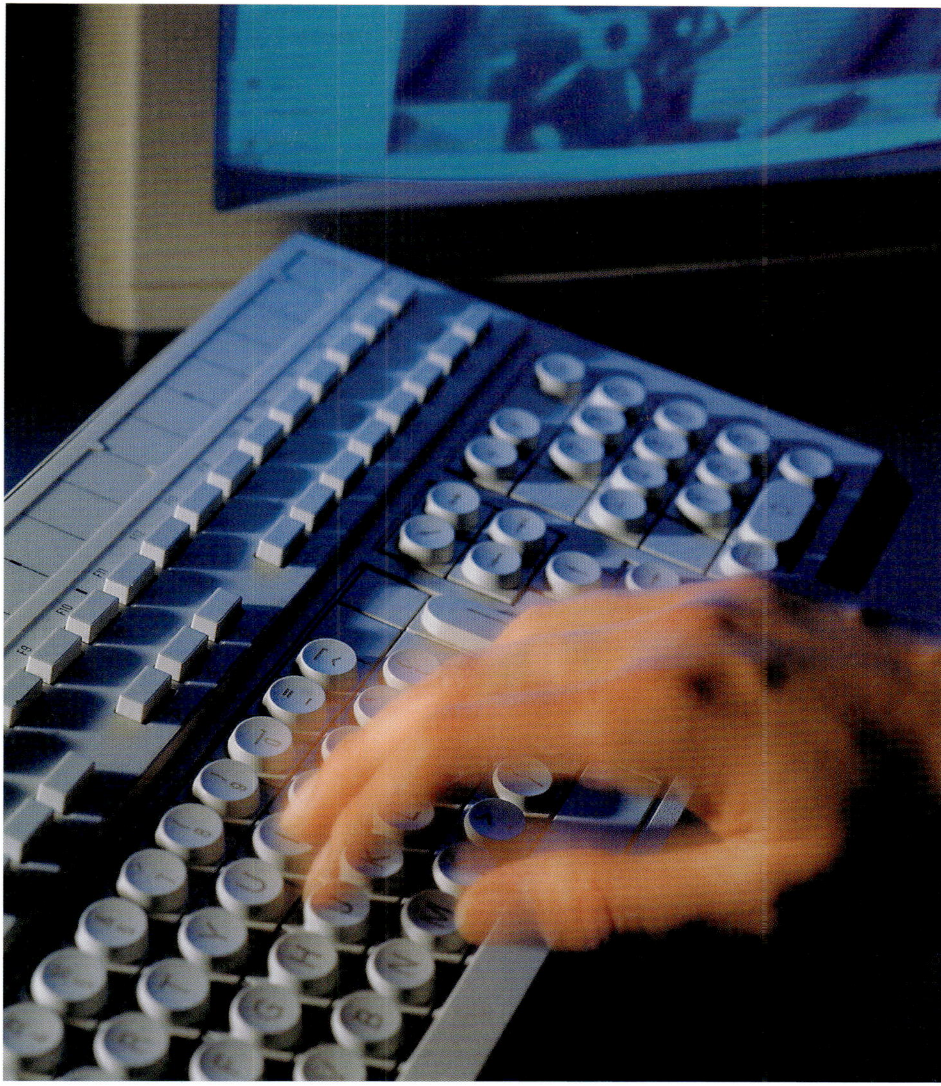

Tastatur: Abstand zur vorderen Tischkante 8 – 12 cm,
neigbar, deutlich lesbare Beschriftung

Sitzhaltung nach vorne und nach hinten bieten, um dynamisches Sitzen zu ermöglichen. Der Druck der Lehne sollte einstellbar sein. Unterarmstützen sind so zu verstellen, dass die Unterarme rechtwinkelig abgebogen auf der Tischplatte oder auf der Armstütze liegen.

Abstand Bildschirm:

Die Augenentfernung soll etwa dem Richtwert von 50 cm entsprechen. Je nach Größe (14 – 21 Zoll) und Auflösung gelten zwischen 45 und 75 cm. Die oberste Anzeigenzeile sollte gleich hoch bzw. knapp unter den Augen liegen. Die Blicklinie soll zur Bildschirmmitte im rechten Winkel stehen.

Tastatur und Maus:

Der Abstand Tastatur zur vorderen Tischkante beträgt 8 – 12 cm. Eine Höhe von 3 cm schont die Handgelenke. Die Tastatur muss eine vom Bildschirm getrennte Einheit sein. Sie muss neigbar sein und eine deutlich lesbare Beschriftung besitzen sowie eine matte Oberfläche aufweisen.

Empfehlenswert ist auch eine Handballenauflage zwischen Tastatur und Tischkante mit einer Breite von mindestens 10 cm. Es gibt auch alternative Keyboards, die Handgelenk und Vorderarm schonen.

Konzepthalter:

Bei häufiger Arbeit mit Arbeitsvorlagen sind Konzepthalter unmittelbar neben dem Monitor anzubringen.

Werkzeuge:

In der Industrie werden Werkzeuge speziell adaptiert, um das Handgelenk in einer weniger belastenden Position zu halten.

Spezialhandschuhe:

Führen Sie Arbeiten durch, die mit ständiger Vibration einhergehen, sollten Sie einen Antivibrationshandschuh, der mit dämpfendem Material gefüttert ist, tragen.

In manchen Berufen ist es erforderlich, Spezialhandschuhe zu verwenden, die die Kraft vermindern, um Objekte zu heben und zu greifen.

Berufswechsel:

Nur in äußerst seltenen Fällen ist ein Berufswechsel erforderlich. Da diese sehr spezifisch sind, wird eine Rücksprache mit dem Arzt empfohlen.

Allgemeine Maßnahmen

Licht und Reflexion:

Das natürliche und künstliche Licht sollen hell genug, blend- und reflexionsfrei sein. Fensterfront und Bildschirmoberfläche sind optimal im rechten Winkel (bis zu 45 Grad Abweichung ist tolerierbar). Ist das nicht möglich, müssen helle Fensterflächen durch geeignete Jalousien entschärft werden.

Schallschutz:

Lärm führt zu psychischen Belastungen und Stress. Bei der Auswahl der Geräte sind daher lärmarme Produkte zu bevorzugen. Für die Raumausstattung empfehlen sich lärmdämmende Materialien für Böden, Decken und Wände. Schallisolierende Unterlagen oder Schallschutzhauben reduzieren Lärmquellen wie laute Drucker.

Monitor:

Zeichen müssen auf dem Bildschirm scharf und deutlich, ausreichend groß und mit ausreichendem Zeilenabstand dargestellt werden. Die Zeichenwiedergabe in Positivdarstellung muss möglich sein. Der Bildschirm muss leicht drehbar und neigbar sein. Er muss zusätzlich eine reflexionsarme Oberfläche besitzen und strahlungsarm sein.

Lagerung

Eine der wesentlichsten Therapien beim Karpaltunnelsyndrom, insbesondere auch in der Schwangerschaft, ist die Lagerung in einer Lagerungsschiene.

Was bewirkt eine Lagerungsschiene?

Sie erweitert den Raum im Karpaltunnel und vermindert damit die Kompressionskräfte auf den Nervus medianus. Die Lagerung erfolgt deshalb in der Neutralposition des Handgelenkes. Schienen limitieren die für die Entzündung der Beugesehne verantwortliche Handgelenkbewegung.
Schienen sollten innerhalb der ersten drei Monate nach Auftreten der Symptome verordnet werden. Deshalb ist es wesentlich, dass Sie so früh wie möglich einen Arzt aufsuchen, der die Erkrankung diagnostiziert.
Bei der Auswahl der Schiene wird der Arzt primär nach Ihren Bedürfnissen fragen. Ihr Beruf, der Lebensstil, die Motivation zum Tragen der Schiene entscheiden die Art der Schienenverordnung durch den Arzt.

Welche Anforderungen sind an eine Schiene zu stellen?

Die Schienen müssen bequem zu tragen sein. Üblicherweise wird die Schiene zum Tragen für die Nacht als thermoplastische Lagerungsschiene verordnet. Eine Schiene am Handrücken hat den Vorteil, dass sie die Sensibilitätsstörung nicht provoziert.

Ein Nachteil der streckseitigen Handgelenkschiene ist, dass die Beugeseite des Handgelenkes nicht ausreichend unterstützt wird. Deshalb zeigen diese Schienen jedoch kein besseres Ergebnis als das Tragen keiner Schiene.

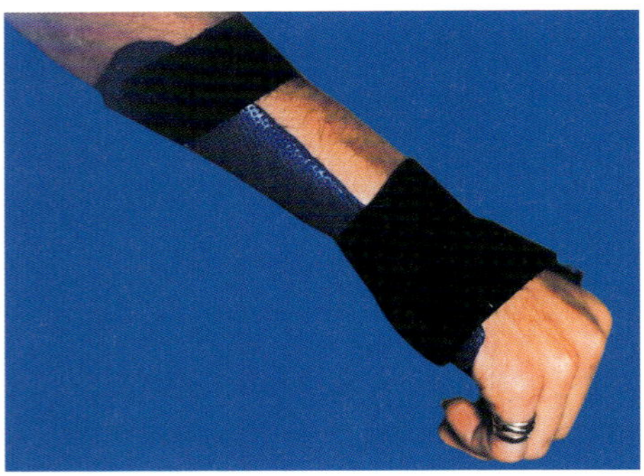

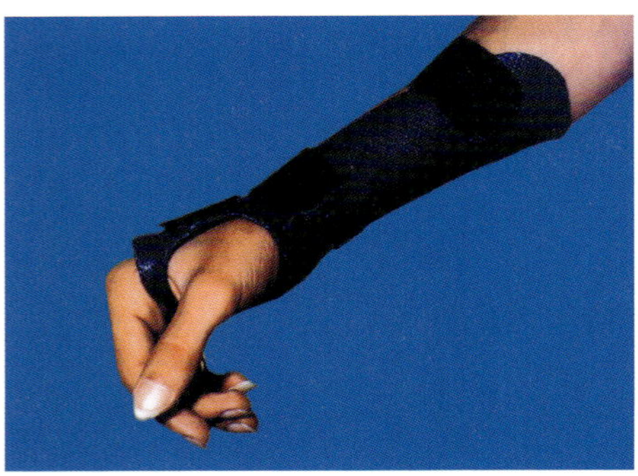

Thermoplastische Lagerungsschiene zur Ruhigstellung des Handgelenkes

Haben Sie ständig Gefühlsstörungen in der Hand, die durch Aktivitäten im Haushalt und Beruf ausgelöst werden, sollte die Schiene auch am Tag getragen werden.

Manchmal benötigen Sie zwei Schienen, eine für den Tag und eine für die Nacht. Die Tagesschiene ist die so genannte »schmutzige« Schiene.

Für die Tagesschiene ist eine einfache Reinigung, die die Schiene nicht beschädigt, wesentlich. Das thermoplastische Material wird gut vertragen. Es bietet auch die beste Möglichkeit, das Handgelenk zu immobilisieren.

Für häufige Tätigkeiten am Computer werden Schienen verordnet, die die Beugung und Streckung stabilisieren, jedoch eine 10- bis 20-gradige Seitbewegung der Hand ermöglichen. Schwerarbeiter benötigen eine stabile Handschiene.

In der Therapie werden mit der Schiene sich wiederholende arbeitsspezifische Handgriffe simuliert, um Modifikationen an der Schiene vornehmen zu können. Drehbewegungen im Handgelenk sollten auch mit der Schiene möglich sein.

Medikamentöse Therapie

Bei Bedarf verordnet Ihnen Ihr Arzt eine Vitamin-B_6-Therapie. Diese wird für zwölf Wochen empfohlen. Für begleitende Erkrankungen werden entzündungshemmende Medikamente unterstützend verordnet.

Injektionen mit Corticoid in den Karpaltunnel

Diese führen nur kurzzeitig zum gewünschten Ergebnis.

Es sollte das Handgelenk drei Wochen nach der Injektion vollständig ruhig gestellt werden und daran anschließend sollte drei Wochen eine Nachtlagerungsschiene getragen werden.

Auf Grund der sehr kurzfristigen Wirksamkeit und den häufig nachfolgenden narbigen Verklebungen durch das eingebrachte Corticoid im Karpaltunnelbereich wird diese Methode von den Autoren nicht empfohlen.

Iontophorese mit Corticoid

Als Alternative zur Injektion wird auch eine Iontophorese (Gleichstromtherapie) mit einem Corticoid angewendet.

Ultraschalltherapie

Auch Ultraschall kann – gezielt dosiert (1 Hz, 1 Watt/c 2 pulsierend 1 : 4,15 Minuten, insgesamt 20-mal fünf Wochen lang) – Beschwerden lindern und die Befunde verbessern. Wesentlich ist, dass der Ultraschall in der richtigen Dosierung, Frequenz und Dauer angewendet wird. Hierzu kontaktieren Sie einen Facharzt für physikalische Medizin.

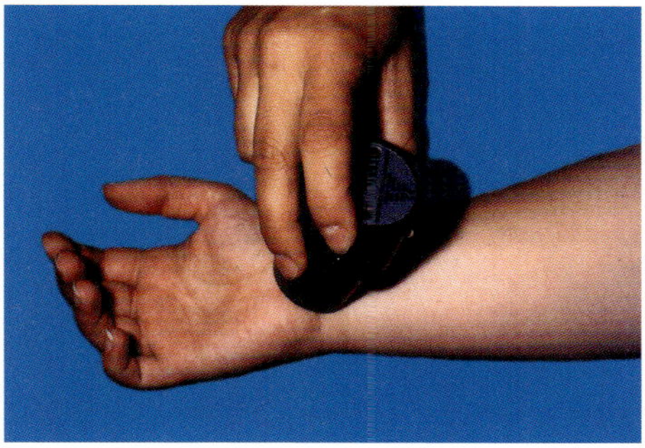

Ultraschalltherapie im Handgelenkbereich

Die konservative Behandlung des Karpaltunnelsyndroms besteht aus vielen Maßnahmen, wobei die Ruhigstellung des Handgelenkes mit Lagerungsschiene sowie die lokale Therapie mit Ultraschall als Hauptpfeiler angesehen werden können. In vielen Fällen führt die konservative Therapie zu einer lang anhaltenden kompletten Rückbildung der Beschwerden.

Desensibilisierungstraining

Sind Ihre Sensibilitätsstörungen ausgeprägt, kann ein Desensibilisierungstraining eine deutliche Besserung der Beschwerdesymptomatik erzielen. Ziel dieser Therapie ist es, Ihre Toleranz auf berührende Stimulation im Schmerzgebiet zu verbessern.

Vorsicht ist jedoch geboten bei diffusem Schmerz, bei offenen Wunden und tiefem Schmerz. Die Technik basiert auf dem Einsatz graduierter Stimuli. Die Stimuli beginnen mit nicht irritierenden Materialien und werden mit steigender Stimulation fortgesetzt. Das Behandlungsprogramm dauert 5 – 10 Minuten und soll täglich drei bis viermal durchgeführt werden. Ist der Stimulus stark schmerzhaft, sollten Sie mit der Stimulation aufhören.

Wichtig ist, dass Sie auf der nicht betroffenen Seite beginnen. Grundsätzlich sollte der am wenigsten irritierende Stimulus angenehm sein, um mit einem stärkeren Stimulus fortsetzen zu können.

Die Stimuli bestehen aus verschiedenen Techniken:

- **Vibration:**

  Mit verschiedenen Vibratoren unterschiedlicher Form, Größe und Geschwindigkeit. Begonnen wird in der Umgebung des schmerzhaften Gebietes, um langsam in das betroffene Gebiet vorzudringen. Sobald Sie es tolerieren, wird das betroffene Gebiet kontinuierlich mit dem Vibrator behandelt.

- **Textilien:**

  Verschiedene Textilien werden benützt, um das gefühlsgestörte Areal zu streifen und zu berühren. Verwendet werden unterschiedliche Materialien:

Watte, Schafwolle, Fell, orthopädisches Fell unterschiedlicher Stärke, Handtücher oder verschiedene Stärken von Sandpapier.

- **Immersion:**

  Die betroffene Hand greift in unterschiedliche Schüsseln, die mit verschiedenen Materialien gefüllt sind, z. B. Baumwolle, Sand, Bohnen, Popcorn, Reis, Makkaroni etc.

- **Kontinuierlicher Druck:**

  Kontinuierlich milder Druck mit einem Gel oder Elastomel wird über dem gefühlsgesteigerten Areal ausgeübt.

Weitere konservative Therapiemöglichkeiten:

- Massage
- Beklopfen des gestörten Gebietes
- Transcutane elektrische Nervenstimulation. Vom Arzt wird ein Heimtherapiegerät zur Strombehandlung verordnet. Es gibt Geräte unterschiedlichster Hersteller. Der Gebrauch des Gerätes wird Ihnen von Ihrem Arzt genau erklärt.
- Kohlensäurehandbäder
- Feuchte Hitze zur Entspannung

Die operative Behandlung des Karpaltunnelsyndroms

Sollten die konservativen Behandlungsversuche zu keiner Besserung der Karpaltunnelsymptomatik geführt haben, ist in jedem Fall eine Operation notwendig.

Ein Hinauszögern der Operation kann nicht nur dauerhafte Schmerzen bewirken, mit der Zeit kommt es auch zu einer Verschlechterung der Funktion der Hand, wobei schlussendlich sogar die Daumenballenmuskulatur mitbetroffen ist.

Ein typisches Charakteristikum der menschlichen Hand, nämlich der Präzisionsgriff (Daumenkuppe gegen Zeige- bzw. Mittelfingerkuppe) ist dann nicht mehr möglich, sodass es – verbunden mit dem zunehmenden Gefühlsausfall in den Fingern – zu einem maßgeblichen Geschicklichkeitsverlust kommt.

Die operative Therapie wird durchgeführt:

- wenn Beschwerden nach fachgerechter und kontinuierlicher konservativer Therapie bestehen bleiben
- bei einem Karpaltunnelsyndrom nach Bruch der Handwurzelknochen oder des Unterarms
- bei einem Karpaltunnelsyndrom nach Raumforderungen (z. B. Tumor, Abszess)
- wenn ein Kraftverlust im Bereich des Daumenballenmuskels aufgetreten ist

Voruntersuchungen

Im Gegensatz zur weitverbreiteten Meinung, dass Chirurgen »gerne und schnell« operieren, sind in der Regel – und gerade bei Handoperationen – aufwendige Voruntersuchungen notwendig.

Neben einer genauen Anamnese (Krankheitsverlauf, Beruf etc.) gliedert sich die chirurgische Voruntersuchung in folgende Teile:

Inspektion

Hier wird besonders die Spontanhaltung im Seitenvergleich zur gesunden Hand beurteilt. Entzündliche Prozesse, Muskelverschmächtigungen, Schwellungen und Fingerkontraktion sind wichtige Hinweise auf die zugrunde liegenden Erkrankungen.

Beim Karpaltunnelsyndrom findet sich im Seitenvergleich nicht selten eine etwas schmächtigere Hand und im fortgeschrittenen Stadium ein Abbau der Daumenballenmuskulatur.

Hautfarbe

Hier wird beurteilt, ob die Hautfarbe rosig oder blass, gerötet oder bläulich verfärbt ist. Gelbliche Finger deuten in der Regel auf starke Raucher hin.
Auch die Durchblutungsverhältnisse können von der Hautfarbe der Hand »abgelesen« werden.

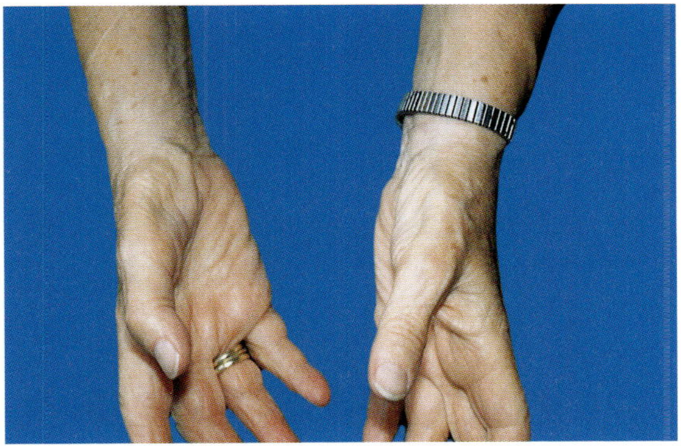

Typische Verschmächtigung der Daumenballenmuskulatur beidseits bei fortgeschrittenem Karpaltunnelsyndrom.

Verlauf und Zustand alter Narben

Anhand alter Narben kann auf ursächliche Zusammenhänge zwischen einer vorangegangenen Operation oder Verletzung geschlossen werden.

Grundsätzlich ist es immer von großer Bedeutung für den Chirurgen, auf alte Verletzungen oder Operationen hingewiesen zu werden. Das bestimmt letztendlich auch die Operationsmethode.

Aussehen der Handbeugeseite hinsichtlich Beschwielung und Schweißbildung

Hier kann der Chirurg erkennen, wie stark die Hand eingesetzt wird. Trockene, schuppende Hautareale können ein Hinweis für eine Nervenschädigung in diesem Areal darstellen. Auch die Händigkeit (Links- oder Rechtshänder) kann für den operativen Eingriff von Bedeutung sein.

Beschaffenheit der Fingernägel

Durch die Form und Farbe der Fingernägel können ebenfalls wichtige Hinweise auf verschiedene Allgemeinerkrankungen gewonnen werden.

Tastbefunde (Palpation)

Hier wird durch den Tastsinn des Untersuchers die optische Wahrnehmung ergänzt. Neben der Hauttemperatur, der oberflächlichen Beschaffenheit der Haut, Verschieblichkeit und Schmerzempfindlichkeit können auch knotige oder tumoröse Schwellungen im Bereich des Karpalkanals oder der Handgelenkbeugefalte getastet werden, die unter Umständen für ein Karpaltunnelsyndrom verantwortlich sein können. Auch die Berührungsempfindlichkeit (taub, überempfindlich, schmerzhaft) ist ein wichtiger Hinweis für das Ausmaß und die Lokalisation von Nervenverletzungen.

Schlussendlich kann durch Beklopfen entlang seinem Verlauf der Zustand des Nervs erahnt werden, sodass sich auch hier wiederum der operative Eingriff im Vorfeld abzeichnen kann.

Funktionsprüfungen

Hier werden die verschiedenen Greifformen und Nervenfunktionsprüfungen durchgeführt, die bereits im Rahmen der Diagnoseerhebung durch den Neurologen festgestellt und dokumentiert sind.

Besonders wichtig sind Funktionsprüfungen auch zur Verlaufskontrolle und Feststellung des Operationserfolgs, die nach der konservativen Nachbehandlung erhoben werden (Behandlungsergebnis, Folgezustände).

Vorbereitung handchirurgischer Operationen

Aufklärung

Ein vorbereitendes Gespräch zwischen Operateur und Patienten ist unbedingt notwendig und verfolgt mehrere Absichten.

Hauptziel ist es, dem Patienten Einsicht in die Situation der erkrankten Hand zu vermitteln und ihm die Abläufe und anatomischen Gegebenheiten mit Hilfe von Skizzen und entsprechenden Abbildungen näherzubringen.

Bei mehreren Operationsmöglichkeiten, wie sie auch bei Karpaltunneloperationen vorhanden sind (offene Karpaltunnelspaltung, endoskopische Karpaltunnelspaltung), müssen dem Patienten die Vor- und Nachteile jeder einzelnen Methode klar dargelegt werden und er muss in die Entscheidungsfindung miteinbezogen werden. Bei mehreren gleichwertigen Operationstechniken ist es immer von Vorteil, den Chirurgen nach seiner Erfahrung mit der jeweiligen Technik zu befragen.

Am Ende des Gesprächs sollte der Patient über das Ausmaß und die Art der Operation genau informiert sein. Wesentlich ist es auch, eventuell auftretende Komplikationen, die im Rahmen des Eingriffs auftreten können, mit dem Patienten zu besprechen und sein Einverständnis einzuholen. Bei »interessanten Fällen« werden die Daten oft für wissenschaftliche Zwecke weiterverwendet. Auch hier muss ein Einverständnis des Patienten vorliegen.

Anästhesieverfahren

Für die Schmerzausschaltung bei handchirurgischen Operationen gibt es grundsätzlich mehrere Möglichkeiten.

Neben der Allgemeinnarkose haben sich beim Karpaltunnelsyndrom lokale Anästhesieverfahren bewährt.
Hier unterscheidet man zwischen der so genannten Infiltrationsanästhesie, der Leitungsblockade und der intravenösen Regionalanästhesie.

Der Vorteil einer Lokalanästhesie bei sachgerechter Anwendung liegt im Wesentlichen in der geringeren Allgemeinbelastung für den Patienten (besonders bei Patienten in einem nicht so guten Allgemeinzustand oder mit hohem Alter). Die Wahl des Anästhesieverfahrens wird in der Regel gemeinsam zwischen Anästhesist und Chirurg abgesprochen und dem Patienten präsentiert. Auch hier ist es sinnvoll, sich beim Anästhesisten im Rahmen des Vorgesprächs genau zu informieren und mitzuentscheiden.

Infiltrationsanästhesie

Im Rahmen der Infiltrationsanästhesie wird ein lokales Vereisungsmittel im Bereich der geplanten Operationswunde unter die Haut gespritzt.
Damit kommt es zu einer Vereisung des entsprechenden Hautareals. Diese Möglichkeit kommt bei offenen Karpaltunnelspaltungen häufig zur Anwendung.

Leitungsblockaden

Im Rahmen der Leitungsblockade werden einzelne Nervenstämme, die die Hand versorgen, mit einem Lokalanästhetikum vereist.

Bei der so genannten Plexusanästhesie werden sämtliche den Arm versorgende Nerven (meist in der Achsel) vereist, sodass eine sichere und schmerzfreie Operation möglich ist.
Der Vorteil dieses Verfahrens liegt darin, dass im Gegensatz zur Infiltrationsanästhesie der gesamte Arm schmerzfrei ist, sodass eine Blutdruckmanschette, die am Oberarm die Blutzufuhr für die Dauer der Operation unterbricht, anstandslos toleriert wird.

Intravenöse Regionalanästhesie

Hier wird der gesamte Arm von den Fingerspitzen bis zum Oberarm mit einer Gummibinde ausgewickelt, sodass sich kein Blut mehr im Arm befindet (Blutleere).
Danach werden mehrere Manschetten am Oberarm angelegt und aufgeblasen, sodass auch keine Blutzufuhr mehr möglich ist. Schlussendlich wird ein Lokalanästhetikum in die Vene der Hand injiziert, sodass der gesamte Arm schmerzfrei ist. Auch dieses Narkoseverfahren ist ein sicheres Verfahren und wird bei endoskopischen Karpaltunnelspaltungen gerne angewandt.

Vollnarkose

Auch eine Vollnarkose ist gerade bei längeren Handoperationen möglich. Sie wird allerdings bei Karpaltunnelspaltungen, die in der Regel nicht länger als 20 – 30 Minuten dauern, eher selten angewendet.

Blutleere/Blutsperre

Ein blutleeres Operationsfeld ermöglicht dem Chirurgen eine rasche und sorgfältige Präparation der notwendigen Strukturen. Gerade im Bereich

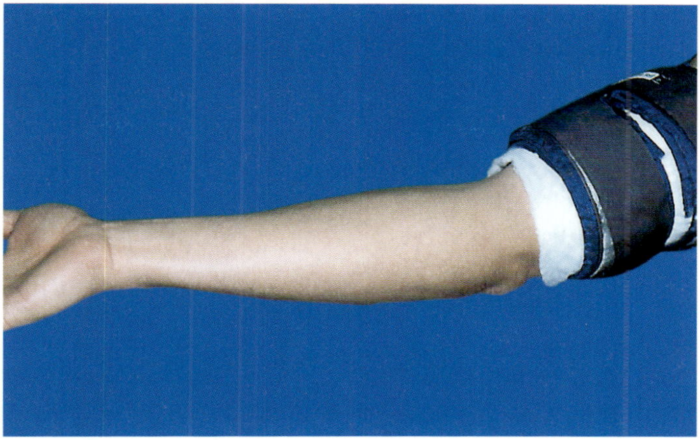

Um einen guten Überblick zu erhalten, wird mit zwei Blutdruckmanschetten am Oberarm eine Blutleere erzeugt. Diese wird ca. 1 1/2 Stunden gefahrlos toleriert.

der Hand, wo sich zahlreiche Sehnen, Nerven, Gefäße auf engstem Raum befinden (siehe Seite 11 ff.), sind ein guter Überblick und eine klare Sicht notwendig.

Um eine blutfreie Übersicht zu gewährleisten, wird der Arm mit einer Binde von den Fingerspitzen bis zum Oberarm ausgewickelt, bevor man die am Oberarm bereits angelegte, gut gepolsterte Blutdruckmanschette aufbläst.

Damit wird der Blutzufluss unterbunden. Die Zeitdauer für das gefahrlose Aufrechterhalten einer Blutleere oder Blutsperre beträgt 1,5 – 2 Stunden.

Instrumente und Materialien

Um ein optimales Operationsergebnis zu gewährleisten, müssen sämtliche Instrumente, Nahtmaterialien sowie technische Voraussetzungen vorhanden sein. Bei einer unkomplizierten Karpaltunneloperation werden in offener Operationstechnik folgende Instrumente benötigt: Skalpell, Pinzette, Klemme, Nadelhalter, Diathermiegerät, Tupfer, Bandage, Redondrain.
Bei der endoskopischen Karpaltunnelspaltung ist zusätzlich ein Endoskopieturm und entsprechendes Instrumenta-

rium notwendig. Sollten aufwendigere Operationen notwendig sein, dann müssen zusätzlich Knocheninstrumente (Meisel, Fräse etc.) verwendet werden.

Bei Eingriffen am Nerv werden Mikroskope verwendet, die eine 10- bis 15-fache Vergrößerung des Operationsfeldes ermöglichen. Grundsätzlich wird jede Operation an der Hand mit einer Vergrößerungsbrille durchgeführt, die eine 2 1/2- bis 3 1/2-fache Darstellung ermöglicht.

Operationsablauf und Operationstechnik

Wie schon erwähnt, gibt es zwei Möglichkeiten, den eingeengten Nerv im Karpaltunnel zu befreien (Karpaltunnelspaltung):

- die offene Karpaltunnelspaltung
- die endoskopische Karpaltunnelspaltung

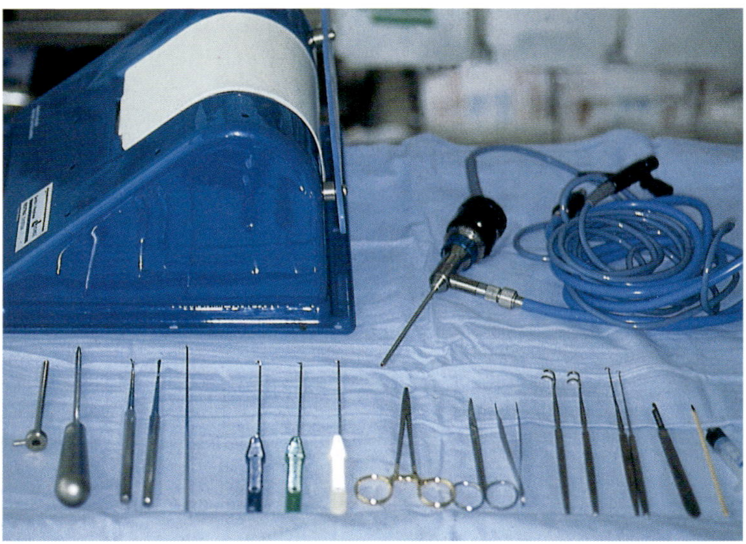

Gute Instrumente bieten optimale Voraussetzungen für einen reibungslosen Operationsablauf. Im Bild Instrumentarium zur endoskopischen Karpaltunnelspaltung.

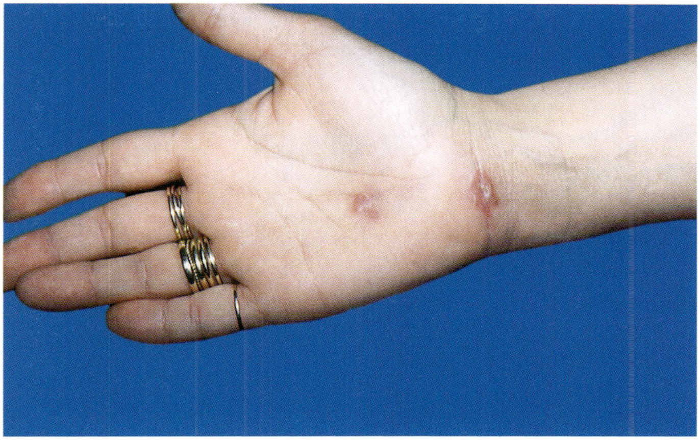

Auch nach einer Operation sollen für einige Wochen keine Ringe getragen werden. Durch die erhöhte Schwellneigung der Hand kann es zum Einschneiden der Ringe kommen und die Durchblutung der Finger ist nicht mehr gewährleistet.

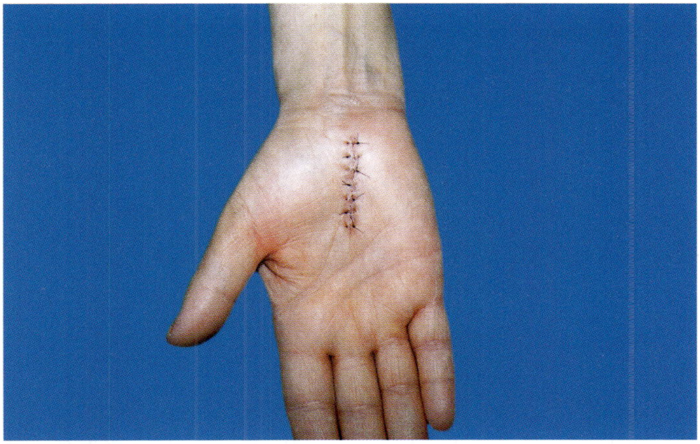

Bei der offenen Karpaltunnelspaltung verläuft der Schnitt in der Lebenslinie. Die Länge und Form des Schnittes können je nach Operateur und Erfordernis beträchtlich variieren.

Grundsätzlich können beide Eingriffe ambulant durchgeführt werden, es empfiehlt sich aber besonders bei der offenen Karpaltunnelspaltung, ein bis zwei Nächte im Spital zu verbringen.

Auf Grund der sehr hohen Sterilitätsanforderungen bei Karpaltunneloperationen sollte dieser Eingriff in einem Spital durchgeführt werden.

Vor jedem operativen Eingriff ist auf höchstmögliche Körperhygiene zu achten, um jegliches Infektionsrisiko zu minimieren. Schmuck, in welcher Form auch immer, muss vor Beginn der Operation abgelegt werden, um Verbrennungen, die durch die elektrische Verödung von Blutgefäßen auftreten könnten, zu vermeiden.

Bei jeder Handoperation muss auch nach der Operation unbedingt davon Abstand genommen werden, Ringe zu tragen.

Nach einer Operation kann die Hand plötzlich anschwellen, sodass der Ring in den Finger einschneidet und die Durchblutung des Fingers nicht mehr gewährleistet ist. Im besten Fall muss der Ring dann abgeschnitten werden, im schlimmsten Fall kann man sogar den Finger verlieren.

In einem Operationssaal geht es üblicherweise sehr geschäftig zu. Neben Chirurgen und Anästhesisten halten sich Operations- und Anästhesieschwestern, Pfleger, Reinigungspersonal, medizinisch-technisches Personal im Operationstrakt auf.

Der erste und der letzte Kontakt findet meist mit dem Operationsgehilfen statt, der Sie in den Operationssaal führt und nach dem erfolgten Eingriff auch ausschleust. Nach der Operation werden Sie auf einer Aufwachstation liegen, wo Sie auch entsprechend überwacht werden. Wenn Sie sehr ängstlich sind, bekommen Sie vor der Operation eine Beruhigungstablette. Im Operationssaal werden Sie freundlich von allen Mitarbeitern begrüßt und der Chirurg bespricht mit Ihnen noch einmal kurz den Operationsablauf. Die Lagerung am Operationstisch und das sterile Waschen und Abdecken der Hand erfolgt meist durch die Operationsschwestern.

Bei der Operation selbst werden der behandelnde Chirurg, ein Assistenzarzt, zwei Operationsschwestern, ein Anästhesist und eine Anästhesieschwester benötigt. Die Dauer des Eingriffs beträgt je nach Verfahren ca. eine halbe Stunde.

Offene Karpaltunnelspaltung

Bei der offenen Karpaltunnelspaltung wird das Dach des Karpaltunnels (Ligament) von der Handfläche mit einem mehr oder weniger großen Schnitt durchtrennt.

Der Schnitt findet sich genau in der Lebensfalte und zieht meist etwas bogenförmig über den Unterarm. Insgesamt sollte der Schnitt nicht länger als 4 – 5 cm sein. Jeder Operateur hat seine eigene Operationstechnik, woraus sich die unterschiedlichsten Schnittmuster ableiten.

Grundsätzlich hängt es nicht von der Länge des Schnittes ab, wie gut oder schlecht operiert wurde. Meist ist eine Schnittverlängerung bei unklaren Verhältnissen sogar sinnvoll. Nachdem das Dach des Karpaltunnels gespalten wurde, wird der eingeengte Nerv beurteilt.

Manchmal sieht man an einer Stelle eine sanduhrförmige Verengung bzw. eine bläuliche Verfärbung, die auf die Einengung des Nervs hinweist. In vielen Fällen findet sich allerdings kein sichtbarer Hinweis auf die Einengung. Wenn der Nerv sehr stark vernarbt ist, dann wird neben dem reinen Durchtrennen des Daches des Karpalkanals auch der Nerv aus seinen bindegewebigen Hüllen gelöst (Neurolyse).

Bei sehr stark geschwollenem Sehnenscheidengewebe, etwa im Rahmen rheumatischer Erkrankungen, können zusätzlich Teile des Sehnenscheidengewebes rund um die Sehne entfernt werden, um keine neuerliche Einengung des Nervs zu provozieren (Synovektomie).

Bei der Schnittführung ist besonders darauf zu achten, kleine Hautäste, die im Bereich der Handfläche sehr zahlreich auftreten, zu schonen.

Sollte ein raumfordernder Prozess Schuld an der Einengung im Karpalkanal haben, muss er beseitigt werden.

So können etwa Fettgewebsgeschwülste oder andere gutartige Tumoren entfernt, überzählige Gefäße unterbunden, Knochenvorsprünge nach Handgelenkbrüchen abgemeißelt oder überzählige Muskelbäuche und andere anatomische Variationen verlagert bzw. korrigiert werden.

Ziel ist in jedem Fall, keine neuerliche Einengung im Karpalkanal zu erzeugen, da sonst die Karpaltunnelbeschwerden unter Umständen wieder auftreten können. Nach exakter Blutstillung wird die Haut mit ca. zehn Nähten vernäht. Um eine Nachblutung zu verhindern, werden manchmal Drainagen eingelegt, die am ersten oder zweiten Tag nach der Operation entfernt werden. Nach der Operation wird die Hand meist dick eingebunden und in der Regel für einige Tage eine Gipsschiene zur Ruhigstellung verabreicht.

Die Nahtentfernung erfolgt nach 10 – 14 Tagen und ist in aller Regel schmerzlos. Mit Bewegungsübungen kann unmittelbar nach der Operation begonnen werden. Letztendlich ist jedoch eine entsprechende Anleitung von einem Facharzt einzuholen, um Fehlbewegungen und Fehlbelastungen zu vermeiden.

Endoskopische Karpaltunnelspaltung

Bei der endoskopischen Karpaltunnelspaltung (Schlüsselloch-Chirurgie) wird das Dach des Karpalkanals nicht von der Hohlhand nach innen (Handfläche), sondern meist von »innen nach außen« gespalten.

Das heißt, dass eine Kamera mit einem entsprechenden Instrumentarium in den Karpalkanal eingeführt und unter Videoüberwachung das Dach des Karpaltunnels gespalten wird. Der benötigte Schnitt für diese Technik ist

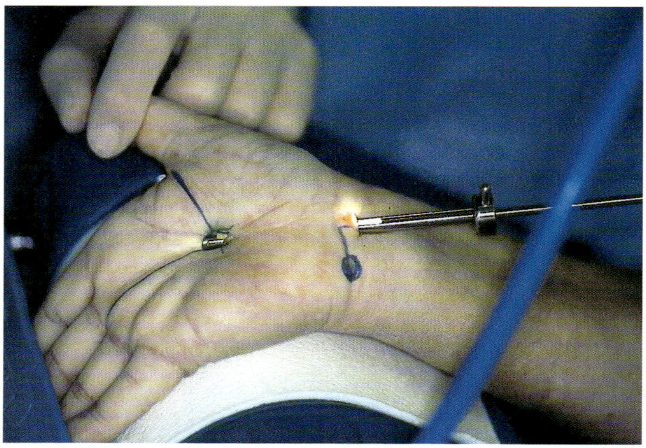

Bei der endoskopischen Karpaltunnelspaltung wird mit einer Kamera, die in den Karpalkanal eingeführt wird, der Nerv von seinen Einengungen befreit.

um vieles kleiner als bei der offenen Karpaltunnelspaltung (max. 1,5 cm) und findet sich in der Handgelenkbeugefalte. Dementsprechend ist die Erholung nach der Operation schneller und die Hand kann rascher wieder eingesetzt werden. Eine Gipsschiene wird nicht benötigt.

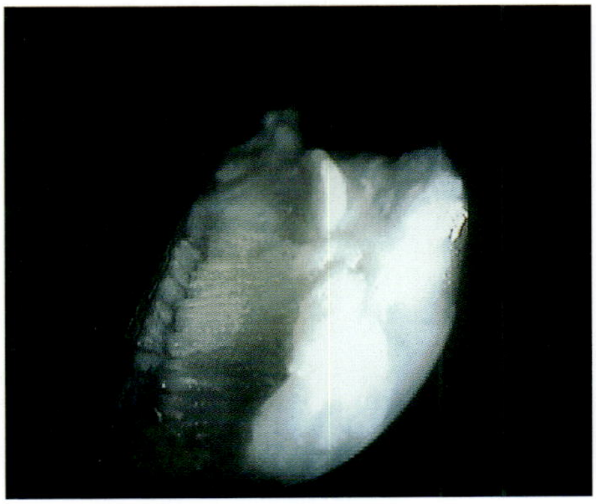

Darstellung der einengenden Bandstrukturen mit der Videokamera.

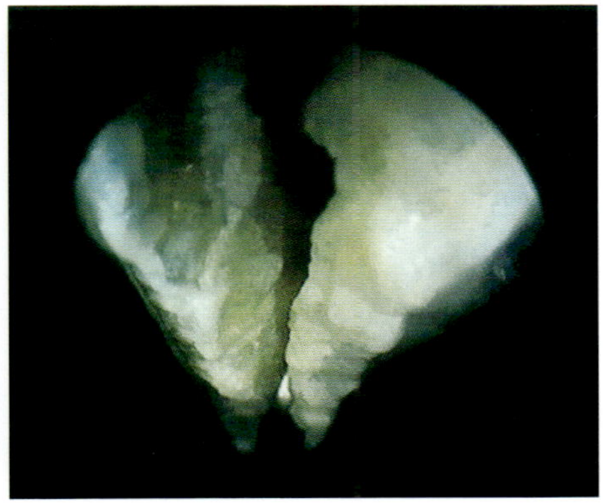

Nach der Spaltung des Karpaltunnelbandes.

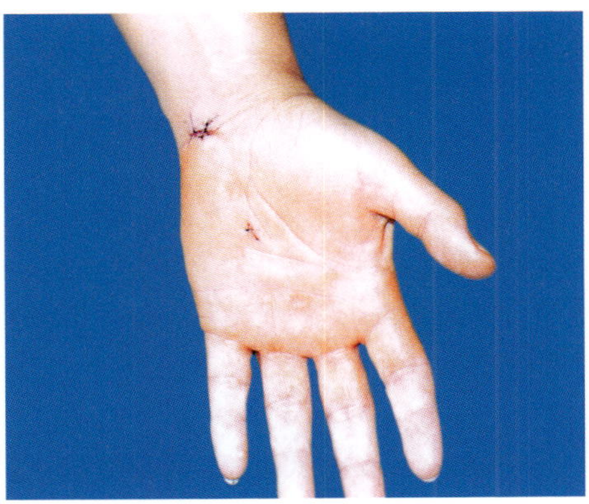

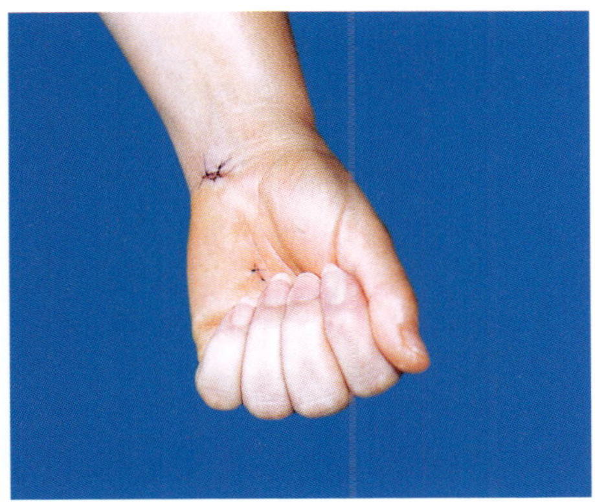

Für die endoskopische Karpaltunnelspaltung werden nur kleine Schnitte benötigt, dadurch kann die Hand schon bald nach der Operation wieder eingesetzt werden.

Im Vergleich zur offenen Karpaltunnelspaltung kann bei der endoskopischen Karpaltunnelspaltung der Nervus medianus nur schwer beurteilt werden. Daher wird diese Technik nach Unfällen oder bei rheumatischen Händen nur eingeschränkt angewandt.

Ansonsten findet die endoskopische Karpaltunnelspaltung zunehmend Verbreitung, da sie nicht nur den Schmerz minimiert, sondern grundsätzlich zu einer rascheren Funktionalität der Hand führt.

Welche Operationstechnik ist für mich geeignet?

Beide Operationstechniken haben eine sehr gute Prognose. Die Entscheidung über die Wahl der Operationstechnik hängt zum Teil von der Ursache des Karpaltunnelsyndroms ab. So ist bei einer vorbestehenden bereits operierten Karpaltunnelsymptomatik, bei Patienten nach Verletzungen am Handgelenk oder mit anderen medizinischen Ursachen die offene Karpaltunnelspaltung zu bevorzugen.

Sollten diese Ursachen nicht bestehen, so ist allgemein darauf hinzuweisen, dass der Vorteil der endoskopischen Karpaltunnelspaltung in der kleineren Narbe und rascheren Mobilisation liegt. Da diese Technik reichliche Erfahrung des Operateurs erfordert, liegt die definitive Entscheidung über die Art der Technik in einem gemeinsamen Gespräch des Patienten mit dem behandelnden Chirurgen.

Aus unserer Erfahrung heraus zeigt sich, dass immer wieder Patienten große Sorgen vor einem operativen Eingriff haben. Diese Sorge ergibt sich oft durch Gespräche mit anderen Patienten. Prinzipiell ist diese Sorge aber nicht gerechtfertigt, da, gleichgültig welche Technik gewählt wird, die operative Freilegung des Karpaltunnels als nicht komplizierter Eingriff angesehen werden muss und die Erfolgsrate sehr groß ist.

Wie bei jedem operativen Eingriff gibt es immer ein gewisses Restrisiko, so kann es zu Entzündungen im Narbenbereich kommen, zu so genannten Narbenneuromen (Einwachsen der Narbe in Hautnerven) oder zu anderen schmerzhaften Missempfindungen im Handgelenkbereich.

All diese Beschwerden sind prinzipiell sehr selten. In den meisten Fällen berichten die Patienten bereits in den ersten Tagen nach der Operation über eine Besserung der Beschwerden.

Die Besserung bzw. die komplette Rückbildung der Karpaltunnelsymptomatik benötigt – auch bei erfolgreicher Operation – Wochen bis Monate. Als Faustregel gilt, dass die Dauer der Rückbildung abhängig ist von der Zeitspanne zwischen dem Auftreten der ersten Beschwerden und dem Zeitpunkt der Operation. Je länger diese Zeitspanne ist, desto länger ist auch die Rückbildungszeit.

Es hat sich gezeigt, dass eine entsprechende postoperative Rehabilitation eine schnellere Schmerzfreiheit bewirkt und auch rascher eine Besserung der Feinmotorik eintritt.

Postoperative Rehabilitation

Phase 1 der Mobilisation

In dieser Phase werden folgende Therapieziele angestrebt:

- Kontrolle der Schwellung
- Die Fingerbeweglichkeit soll erhalten bleiben
- Die Extremität soll noch geschont werden

Üblicherweise dauert diese Phase 10 – 14 Tage. Um die Schwellung so gering wie möglich zu halten, sollten Sie den Arm häufig hochlagern.

Ist die Schwellung ausgeprägt, wird Ihnen Ihr Arzt einen Stützhandschuh und eventuell eine manuelle Lymphdrainage (eine Spezialmassage) verordnen.

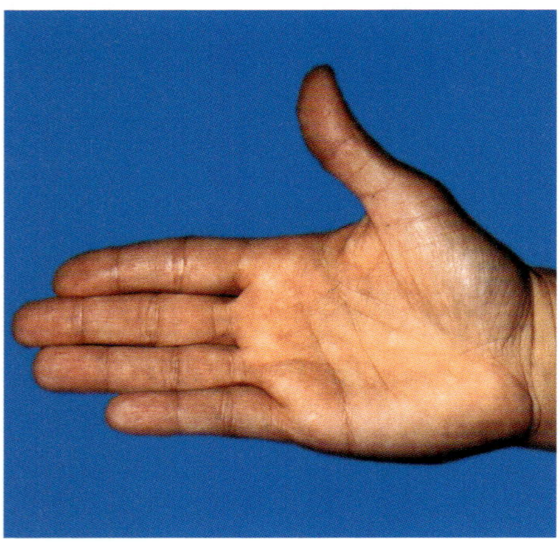

Alle Fingergelenke in Streckung

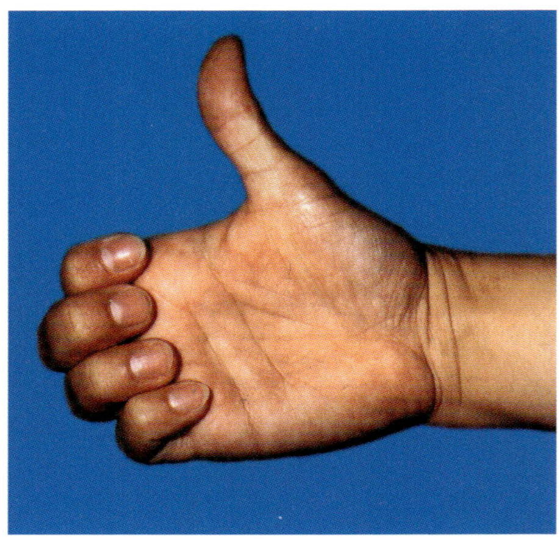

Vollständige Beugung aller Fingergelenke, die Fingergrundgelenke bleiben in Streckung

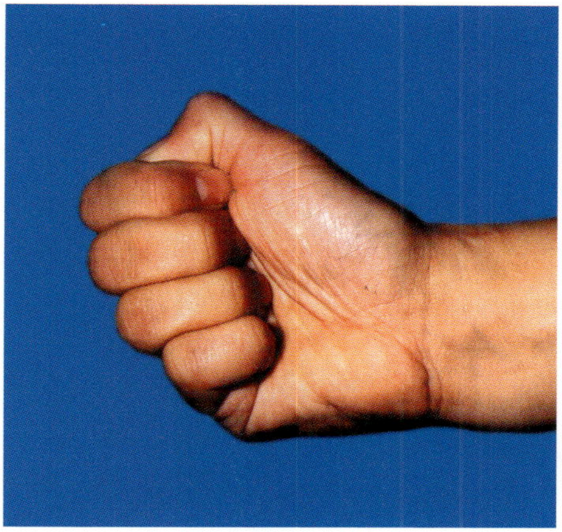

Beugung aller Fingergelenke

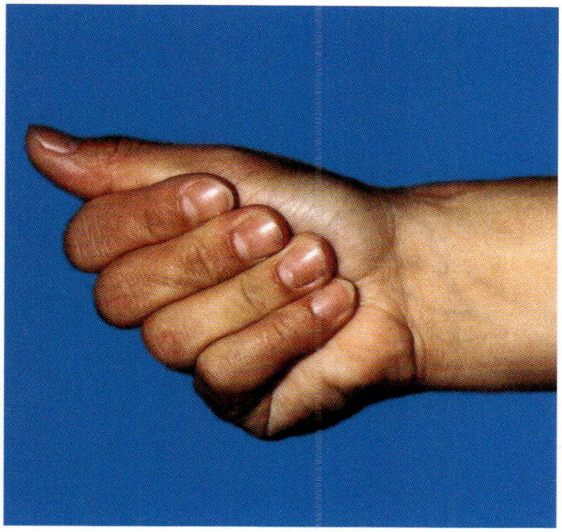

Beugung der Fingergrundgelenke und der fingergrundgelenknahen Fingergelenke, die den Fingergrundgelenken fernen Fingergelenke bleiben gestreckt

So früh wie möglich sollten Sie selbstständig Übungen durchführen, die die Gleitbewegungen der Sehnen aufrechterhalten. Diese Übungen finden Sie auf den Abbildungen Seite 80 – 81.

Sind alle vier Übungen hintereinander durchgeführt worden, wird die Hand in umgekehrtem Mechanismus geöffnet. Außerdem sollten Sie den Daumen in alle Richtungen bewegen, desgleichen Schulter, Ellbogen und Unterarm.

Phase 2 der Mobilisation:

Sie beginnt 10 bis 14 Tage nach der Operation. Ziel ist es, die Hand- und Handgelenkmuskulatur zu kräftigen.

Vorsichtige Narbenmobilisationen können Verklebungen zwischen Haut und darunter liegendem Gewebe lösen. Falls notwendig, verordnet Ihnen der Chirurg noch eine Schiene. Diese sollten Sie jedoch häufig abnehmen und Handgelenk und Finger bewegen.

Setzen Sie die betroffene Extremität für leichte Arbeiten bewusst ein.

Die folgenden Abbildungen zeigen Ihnen die Vorgangsweise:

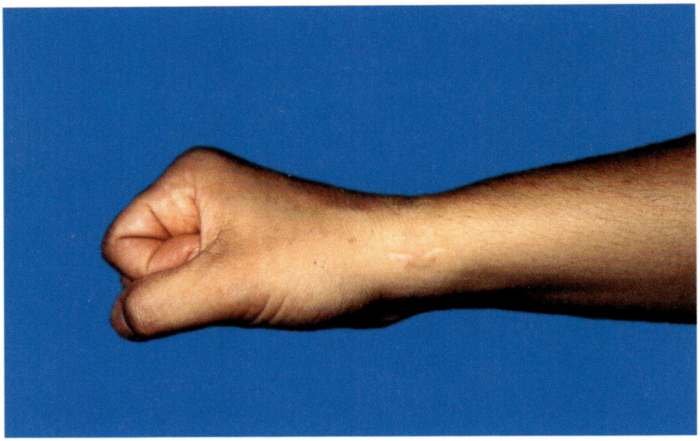

Handgelenk und Unterarm werden in Neutralposition gehalten, die Finger und Daumen in allen Gelenken gebeugt.

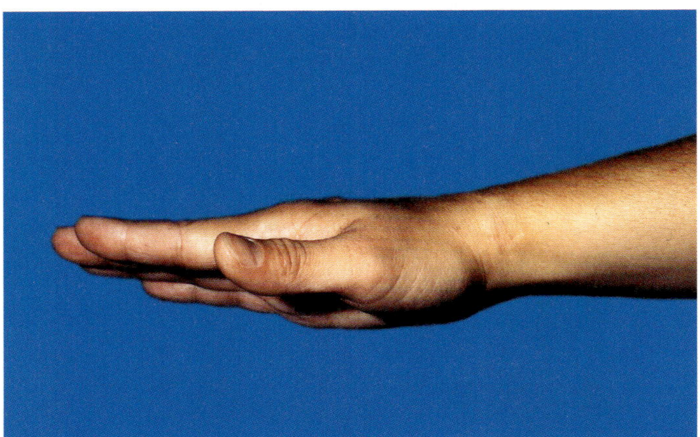

Finger und Daumen werden gestreckt.

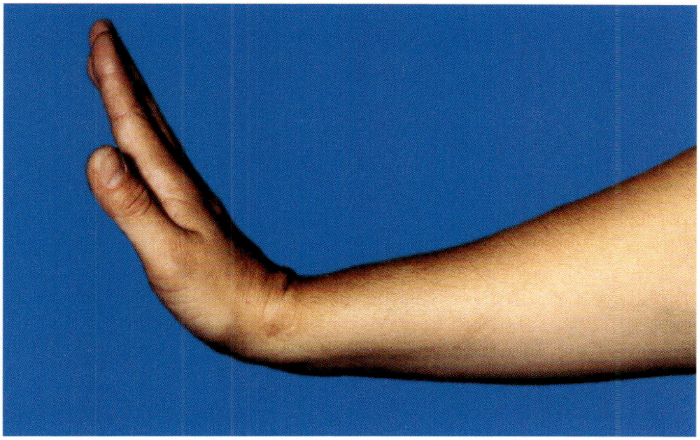

Das Handgelenk wird gestreckt.

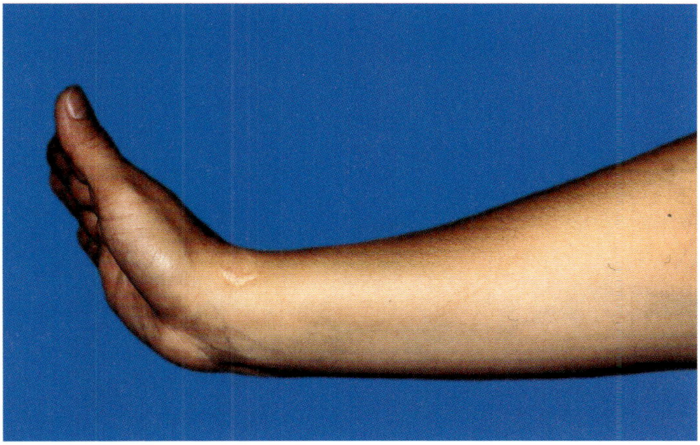

Der Unterarm wird nach außen gedreht,
sodass die Handfläche nach oben schaut.

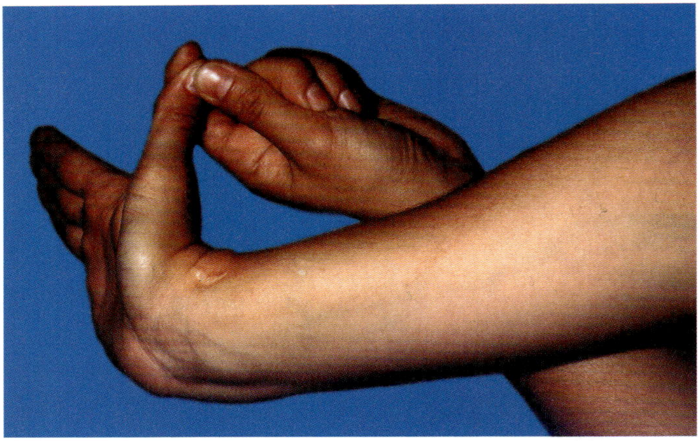

Der Daumen wird mit der anderen Hand in maximale Streckung gebracht. Diese Bewegung mobilisiert den betroffenen Nervus medianus. Eine Streckung und Außendrehung der Schulter verbessert die Gleitfähigkeit des Nervs.

Üben Sie regelmäßig die in Phase 1 beschriebenen Sehnengleitübungen. Dazu kommen Übungen, die die Nervengleitfähigkeit verbessern. Auch diese sollten Sie selbstständig durchführen. Treten Schmerzen auf, reduzieren Sie Ihr Bewegungsausmaß. Falls erforderlich, verordnet Ihnen der Arzt eine Laser- oder Ultraschalltherapie oder Massage, um Narbenverklebungen zu vermeiden.

Sollten Sie noch über eine Empfindlichkeit im Versorgungsgebiet des Nervus medianus klagen, wird Ihnen ein Desensibilisierungstraining empfohlen.

Phase 3 der Mobilisation

Diese Phase beginnt zwischen dem 17. Tag und drei Wochen nach der Operation. Sie wird fortgesetzt, bis die volle Funktion der Hand wiederhergestellt ist.
In dieser Phase ist das Ziel eine progressive Kräftigung der Finger-, Handgelenk- und Unterarmmuskulatur. Bei ausgeprägten Schmerzen üben Sie zunächst isometrisch.
Treten keine Schmerzen auf, können Sie Übungen mit dem Theraband (das ist ein elastisches Band) für die gesamte obere Extremität und den Rumpf durchführen.

Übungen zur Kräftigung der Daumenmuskulatur:

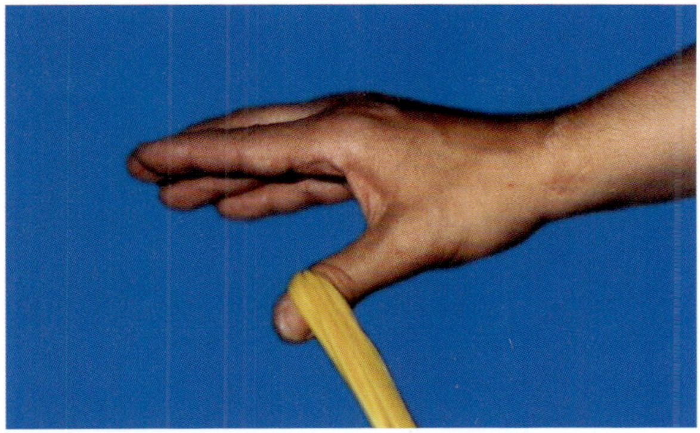

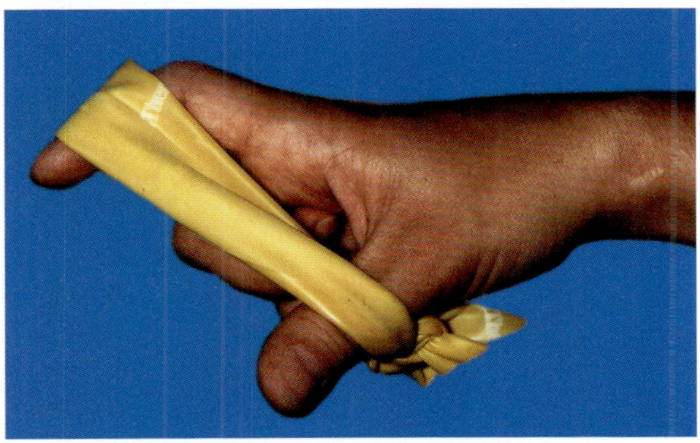

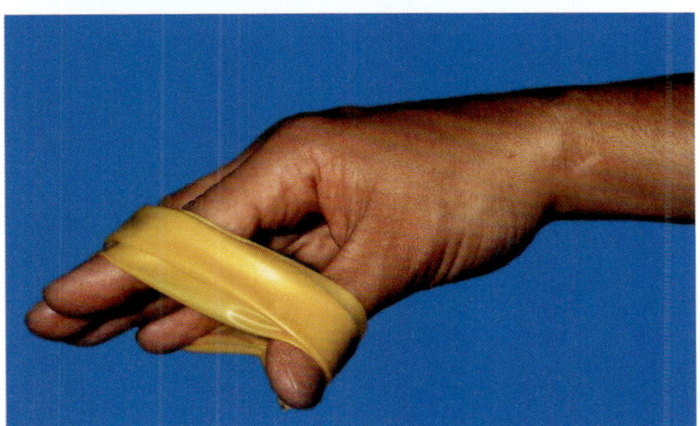

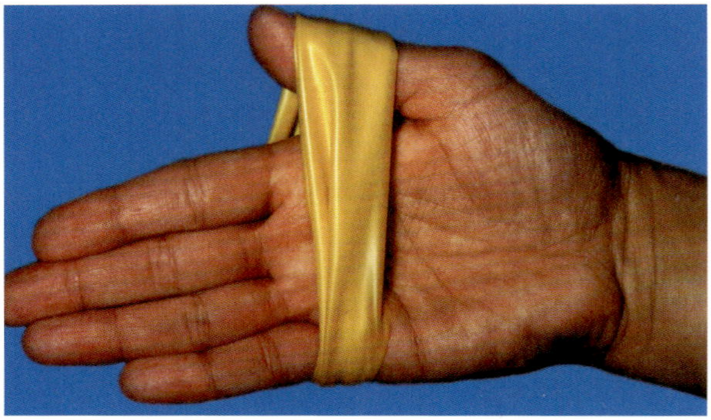

Übungen zur Kräftigung der Finger- und Handmuskulatur:

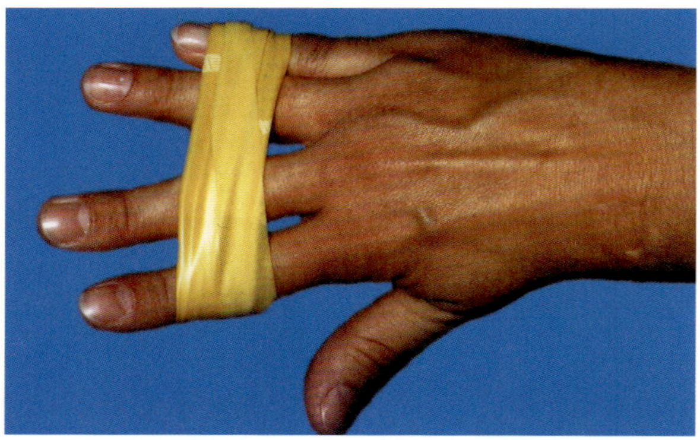

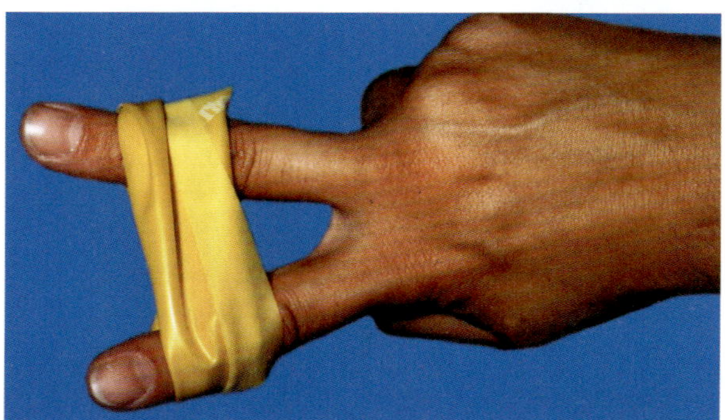

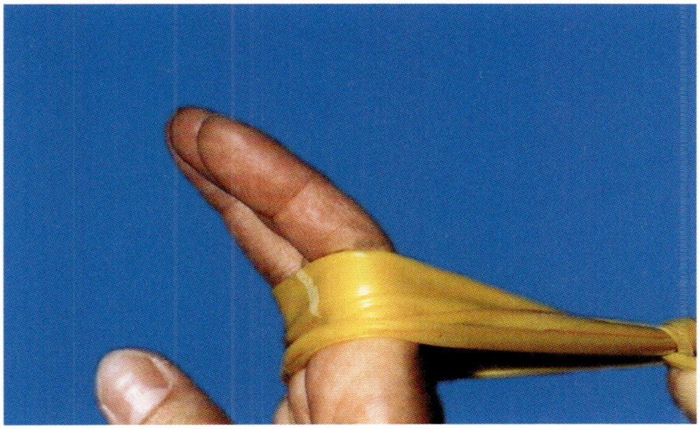

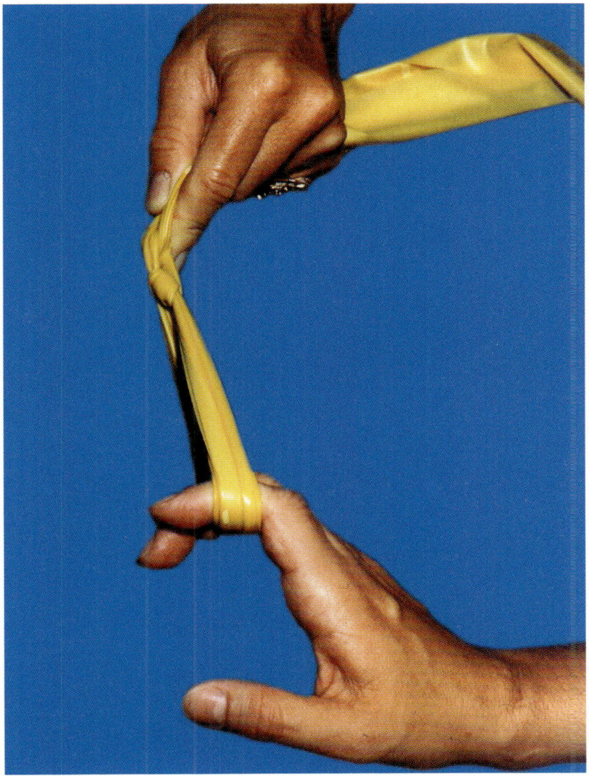

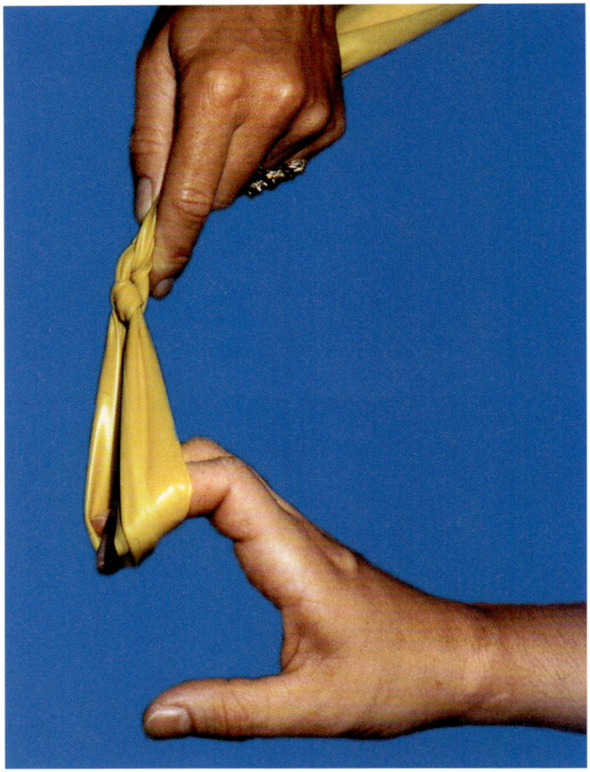

Diese Übungen dürfen jedoch nicht schmerzhaft sein. Mit zunehmender Kraft wird der Widerstand gesteigert. In den Abbildung der Seiten 85 – 88 sehen Sie Übungen zur Muskelkräftigung.

Sollte es notwendig sein, werden Ihnen zusätzlich noch passive Bewegungsübungen, Nervengleitübungen, Narbenmobilisation und Desensibilisierungstraining weiterverordnet. Sobald wie möglich sollten Arbeitsplatzaktivitäten simuliert werden.

Bei leichten Aktivitäten können Sie 3 – 8 Wochen postoperativ bereits Ihre Arbeit wieder ausüben. Für schwere manuelle Aktivitäten wie Tragen und Arbeiten, die mit häufigen Wiederholungen der Handbewegungen einhergehen, können bis zu drei Monate bis zur Arbeitsfähigkeit benötigt werden.

Bei einem Karpaltunnelsyndrom, welches über mehrere Monate bestanden hat und bei dem auch motorische Defizite (Schwäche der Daumenmuskulatur) vorgelegen sind, ist eine nachfolgende gezielte neurologische Rehabilitation notwendig.

Diese umfasst neben der Ergotherapie zur Verbesserung der Feinmotorik und zur Förderung der Sensibilität auch zahlreiche physikalische Behandlungen.

Der richtige Zeitpunkt für den Beginn einer gezielten Rehabilitation ist ca. zwei bis drei Wochen nach der Operation für eine Dauer von ca. drei bis max. vier Wochen.

Postoperative Komplikation

Sollten trotz Rehabilitation weiterhin diffuse Schmerzen und Schwellungen in der Hand bestehen, die Narben hypersensitiv sein (vermehrt empfindlich) oder die Hand weiterhin ein vermindertes Gefühl aufweisen, so suchen Sie erneut Ihren Arzt auf. Dieser wird Ihnen nach entsprechender Diagnosestellung eine gezielte Therapie verordnen.

Gelegentlich können noch Monate nach einer zunächst erfolgreich erschienenen Operation erneut Schmerzen und Gefühlsstörungen im Sinne eines neuerlichen Karpaltunnelsyndroms auftreten. Dies ist gelegentlich bei einer nicht kompletten Spaltung der Sehne möglich. In diesen Fällen sind eine neuerliche neurologische Untersuchung und die Durchführung der Nervenleitgeschwindigkeitsmessung notwendig, um danach eine zielgerechte Behandlung durchführen zu können.

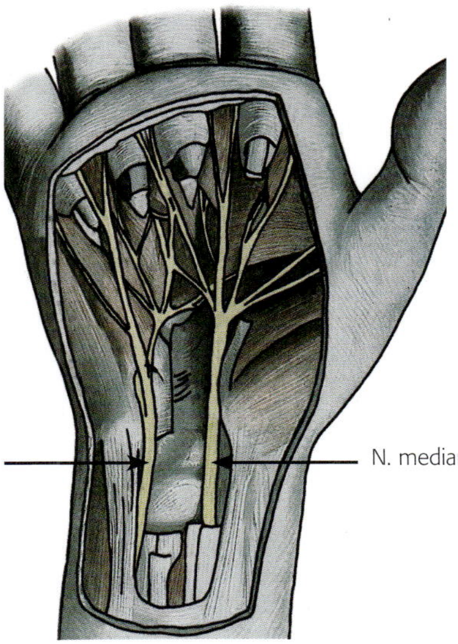

Was ist das Karpaltunnelsyndrom?

Eine Einengung des Handnervs im Karpaltunnel (= die Verbindung zwischen Unterarm und Hohlhand) führt zu einer Vielzahl unterschiedlicher Beschwerden und wird als Karpaltunnelsyndrom bezeichnet.

Welche Symptome lassen ein Karpaltunnelsyndrom vermuten?

- Nächtliche Gefühlsstörungen
- Vermindertes Hautgefühl
- Dumpfe Schmerzen
- Ungeschicklichkeit, Schwäche
- Muskelschwund

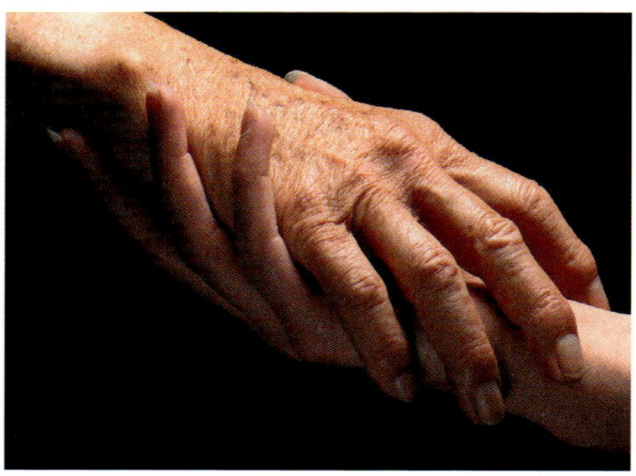

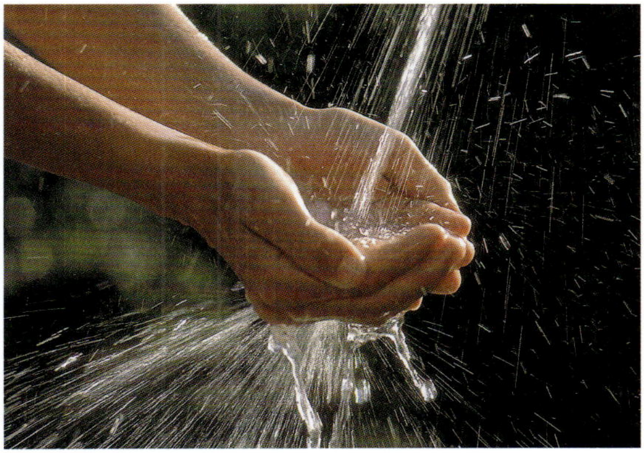

Wie können Sie ein Karpaltunnelsyndrom vermeiden bzw. die Schmerzen lindern?

- Halten Sie das Handgelenk, wenn möglich, in neutraler Position.
- Vermeiden Sie Beugungen oder Überstreckungen im Handgelenk.
- Wenn möglich, verwenden Sie die gesamte Hand und alle Finger, um einen Gegenstand in die Hand zu nehmen.
- Vermeiden Sie starken Druck auf Daumen und Zeigefinger beim Greifen.
- Vermeiden Sie immer wiederkehrende Bewegungen.
- Vermeiden Sie langes Halten eines Gegenstandes in derselben Position.
- Bei jeder beliebigen Arbeit, die die Hand belastet, insbesondere bei Arbeiten, die eine Drehbewegung oder Schaltbewegung beinhalten, machen Sie häufige Pausen.
- Vermindern Sie Einwirkungen von Geschwindigkeit und Kraft auf die Hand, wenn immer möglich.
- Sitzen Sie am Computer, so achten Sie auf Ihre Handgelenkposition. Vermeiden Sie die Streckung im Handgelenk.

Rehabilitation

Die Rehabilitation hat die volle Beweglichkeit der Finger- und Handgelenke zum Ziel und läuft in drei Phasen ab, die folgende Therapieziele anstreben:

Phase 1:

- Kontrolle der Schwellung
- Erhaltung der Fingerbeweglichkeit
- Schonung

Phase 2:

- Kräftigung der Hand- und Handgelenkmuskulatur
- Lösung von Verklebungen durch vorsichtige Narbenmobilisation
- Verbesserung der Nervengleitfähigkeit

Phase 3:

- Kräftigung der Finger-, Handgelenk- und Unterarmmuskulatur
- Narbenmobilisation
- Desensibilisierungstraining

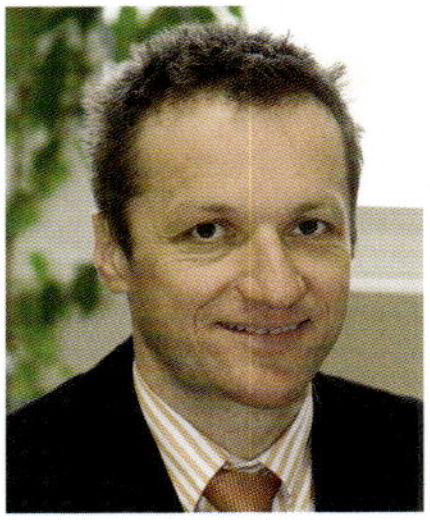

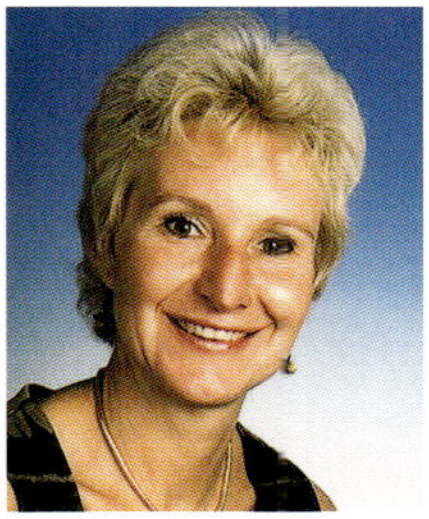

**Prim. Univ.-Doz.
Dr. Udo Zifko**

Facharzt für Neurologie und Psychiatrie
Ärztlicher Leiter des neurologischen Kur- und Rehabilitationszentrums Bad Pirawarth

**o. Univ.-Prof.
Dr. Veronika Fialka-Moser**

Fachärztin für Physikalische Medizin
Vorstand der Universitätsklinik für Physikal. Medizin und Rehabilitation

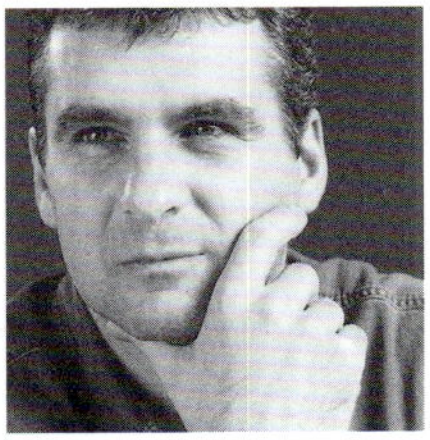

Univ.-Doz. Dr. Artur Worseg

Facharzt für Plastische Chirurgie
Adm. Leiter des Ludwig-Boltzmann-Institutes für endoskopische Weichteilchirurgie

Bildnachweis
Creativ Collection: S. 92, 93
Foto Puchner, 2130 Mistelbach: 51
Zifko: 12-17, 27, 38, 42-45, 62, 63, 67, 71-73, 76, 77, 80-88
MEV: 22-24, 33, 59, 91
Photo Alto, John Dowland: 25

Genehmigte Lizenzausgabe für Verlagsgruppe Weltbild GmbH,
Steinerne Furt, 86167 Augsburg

Umschlaggestaltung: F2 Design, Augsburg
Umschlagmotiv: Getty Images/Yasuhide Fumoto
Gesamtherstellung: Offizin Andersen Nexö Leipzig GmbH, Zwenkau
Printed in the EU

ISBN 978-3-8289-5288-1

2010 2009 2008
Die letzte Jahreszahl gibt die aktuelle Lizenzausgabe an.